Rumo à nova transdisciplinaridade

Dados Internacionais de Catalogação na Publicação (CIP)
(Câmara Brasileira do Livro, SP, Brasil)

Weil, Pierre. 1924-
  Rumo à nova transdisciplinaridade: sistemas abertos de conhecimento / Pierre Weil, Ubiratan D'Ambrosio, Roberto Crema.
  14. ed. - São Paulo: Summus, 2017.
  Bibliografia.
  ISBN 978-85-323-0442-1

1. Conhecimento. 2. Holismo. 3. Interdisciplinaridade e conhecimento. I. D'Ambrosio, Ubiratan, 1932. II. Crema, Roberto. III. Título.

93-2847　　　　　　　　　　　　　　　　　　　CDD-001

Índices para catálogo sistemático:
1. Conhecimento : Transdisciplinaridade　　　153
2. Transdisciplinaridade : Conhecimento　　　001

www.summus.com.br

EDITORA AFILIADA

Compre em lugar de fotocopiar.
Cada real que você dá por um livro recompensa seus autores
e os convida a produzir mais sobre o tema;
incentiva seus editores a encomendar, traduzir e publicar
outras obras sobre o assunto;
e paga aos livreiros por estocar e levar até você livros
para a sua informação e o seu entretenimento.
Cada real que você dá pela fotocópia não autorizada de um livro
financia o crime
e ajuda a matar a produção intelectual de seu país.

Rumo à nova transdisciplinaridade

Sistemas abertos de conhecimento

PIERRE WEIL
UBIRATAN D'AMBROSIO
ROBERTO CREMA

summus editorial

RUMO À NOVA TRANSDISCIPLINARIDADE
Sistemas abertos de conhecimento
Copyright © 1993 by Fundação Cidade da Paz,
Universidade Holística Internacional (Unipaz)
Direitos desta edição reservados por Summus Editorial

Capa: **Carlo Zuffellato e Paulo Humberto Almeida**

Summus Editorial
Departamento editorial
Rua Itapicuru, 613 – 7º andar
05006-000 – São Paulo – SP
Fone: (11) 3872-3322
Fax: (11) 3872-7476
http://www.summus.com.br
e-mail: summus@summus.com.br

Atendimento ao consumidor
Summus Editorial
Fone: (11) 3865-9890

Vendas por atacado
Fone: (11) 3873-8638
Fax: (11) 3872-7476
e-mail: vendas@summus.com.br

Impresso no Brasil

ÍNDICE GERAL

Dos autores ao leitor 7

I. Axiomática transdisciplinar para um novo paradigma holístico
   Pierre Weil 9

II. A transdisciplinaridade como acesso a uma história holística
   Ubiratan D'Ambrosio 75

III. Além das disciplinas: reflexões sobre transdisciplinaridade geral
   Roberto Crema 125

Apêndice: Princípios éticos da Universidade Holística Internacional 174

Pierre Weil

Doutor em Psicologia pela Universidade de Paris, fundador da Associação Internacional de Psicologia Transpessoal, da Associação Brasileira de Psicologia Aplicada, da Sociedade Brasileira de Psicoterapia, Dinâmica de Grupo e Psicodrama, consultor da Unesco em Educação para a Paz, Presidente da Fundação Cidade da Paz.

Ubiratan D'Ambrosio

Doutor em Matemática pela Universidade de São Paulo, pesquisador da visão holística em Ciência, Educação, História, Arte, Religião e Filosofia, Presidente da Sociedade Brasileira de História da Ciência, Coordenador do Grupo Pugwash Latino-americano; signatário da Declaração de Veneza, de Dagomys, de Vancouver, de Belém — da Unesco, Presidente da HOLOS BRASIL.

Roberto Crema

Psicólogo e antropólogo, analista transacional didata, criador do enfoque da Síntese Transacional, coordenador-geral da Formação Holística de Base e da Formação em Psicologia Transpessoal da Universidade Holística Internacional de Brasília, Diretor Geral da HOLOS BRASIL, 2º Vice-Presidente da Fundação Cidade da Paz.

DOS AUTORES AO LEITOR

Estamos vivendo a maior crise de fragmentação conhecida na história da humanidade que está conduzindo à destruição de inúmeras formas de vida no planeta. Essa crise atinge escolas, universidades, empresas e instituições, e, sobretudo, o ser de cada um, dissociado em vida instintiva, emocional, mental e espiritual, em constante conflito.

O presente livro aponta soluções para essa crise. Dirige-se às pessoas de vanguarda, abertas e interessadas em contribuir, efetivamente, para a compreensão e resolução dos grandes problemas contemporâneos. Dirige-se a reitores, educadores, médicos, terapeutas, diretores de escolas, empresários, líderes de movimentos políticos, religiosos e ao público esclarecido; principalmente, a todos os que necessitam liderar equipes interdisciplinares ou participar delas.

Um movimento de renovação está em curso, fazendo emergir um nova terminologia que caracteriza o momento de transição conceitual, valorativa e atitudinal: holística, integração, sistema, interface, parceria, terceirização, correlacionamento de matérias, interdisciplinaridade e transdisciplinaridade, entre outros, são conceitos emergentes na literatura científica, tecnológica e organizacional.

A finalidade do presente texto é fornecer dados bastante claros sobre esse movimento holístico em marcha e expansão, sobre a mudança de paradigma, a axiomática e axiologia subjacentes, uma resenha da origem desse movimento, o seu aspecto filosófico-histórico e psico-antropológico e sobre uma experiência prática em plena realização na Universidade Holística Internacional de Brasília.

Os autores deste livro se inspiraram nas próprias experiências pessoais, profissionais e culturais, expressando uma profunda convicção na utilidade das idéias aqui expostas, para uma mudança radical de mentalidade pela qual todos os povos do mundo estão a clamar. Este é o nosso voto, em uníssono.

Brasília, 14 de novembro de 1992

Pierre Weil
Ubiratan D'Ambrosio
Roberto Crema

I

Axiomática transdisciplinar para um novo paradigma holístico

Pierre Weil

ÍNDICE

Introdução 13

1. A Crise de fragmentação: gênese e propostas de solução.. 15

   Fase predisciplinar 15
   Fase de fragmentação múlti e pluridisciplinar 16
   Fase interdisciplinar 28
   Fase transdisciplinar 30
   Fase holística 37

2. O novo paradigma 43

   A "nova" visão holística do Real 43
   O novo paradigma holístico: enunciado, princípios básicos
     e metodologia de aplicação 44
   Em direção a uma axiomática da transdisciplinaridade ... 49
   A holodinâmica do Ser 50
   A vivência do real pelo sujeito é função do estado de
     consciência em que ele se encontra 50
   Princípio não fragmentado da energia: a holorradiação .. 54
   A identidade entre conhecedor, conhecimento e conhecido 58
   O princípio holográfico e a holoprogramática 59
   A natureza da inteligência é a inteligência da natureza ... 60
   Exame da hipótese da não separatividade da mente individual
     e do seu equivalente social e universal 61
   Holognósis ou conhecimento do "todo" por si mesmo ... 64
   Holopoiésis ou capacidade do "todo" de gerar a si mesmo 65

    Holofagia ou reabsorção do "todo" nele mesmo 66
    Holofilia ou amor ao "todo" por todos os "todos" e por ele mesmo.. 67

Conclusão: rumo a uma metodologia de pesquisa transdisciplinar... 69

    Princípios de trabalho interdisciplinar 69
    Formação das equipes interdisciplinares visando à transdisciplinaridade 71
    Definição da axiomática transdisciplinar para um novo paradigma holístico 72

INTRODUÇÃO

Um movimento em favor de uma nova visão do mundo está em marcha; ele procura substituir paradigmas ultrapassados pela ciência e propõe soluções efetivas para sair da crise de fragmentação que está levando a um suicídio da espécie humana.

Neste movimento aparecem dois conceitos relativamente novos, precisos e significativos: são os de Holística[3, 8, 9, 24, 25] e de Transdisciplinaridade.

Nosso trabalho pretende analisar estes conceitos usados ultimamente pela própria Unesco em diferentes documentos que serão assinalados mais adiante.

Na primeira parte, faremos um resumo sucinto das principais fases do processo de fragmentação, incluindo as primeiras tentativas para sair da crise, nas quais se inserem os dois conceitos acima referidos.

Veremos como a humanidade caiu de um estado indiferenciado e de harmonia em um estágio altamente conflitivo, e como estamos, neste fim de século, entrando numa nova fase, parecida com a primeira, numa espécie de eterno retorno.

Na segunda parte, faremos uma tentativa, de natureza altamente especulativa, de definir os princípios básicos que regem esta nova visão e abordagem holística, o que nos leva efetivamente a lançar as bases para uma axiomática de uma nova transdisciplinaridade geral, termo ao qual daremos uma definição clara já na primeira parte.

Esta especulação será, no entanto, fundamentada em dados atuais da ciência de um lado e da tradição do outro lado, como recomendam a Declaração de Veneza (1987), de Vancouver [2] e de Paris [1, 18, 21] (1991), da Unesco.

1

A CRISE DE FRAGMENTAÇÃO: GÊNESE E PROPOSTAS DE SOLUÇÃO

A crise de fragmentação começa por uma ilusão, por uma miragem, que é a separação entre sujeito e objeto. Antes dessa ilusão, há uma não-separatividade ou mesmo uma identidade entre o conhecedor, o conhecimento e o conhecido, ou seja, entre sujeito, conhecimento e objeto.

A não separatividade já era conhecida não só pelos pré-socráticos, mas faz parte da experiência transpessoal dos místicos de todas as tradições culturais ou fora delas. As descobertas recentes da física quântica nos levam também, como mostrou particularmente Edgar Morin[13], à reintrodução do sujeito no processo de observação científica.

Assim sendo, podemos distinguir cinco grandes fases no processo de aquisição do conhecimento até nossa época[20].

1. Fase predisciplinar

Fase em que o conhecimento era despertado através de um equilíbrio entre as funções descritas por Jung como a sensação, o sentimento, a razão e a intuição. Não havia separação entre essas funções no nível do sujeito.

Essa fase é conhecida nas tradições como sendo a Idade do Ouro; mas ela continua presente ainda hoje em cada um de nós, a cada fração de segundo. Está apenas escotomizada, escondida por um véu, o da separatividade entre sujeito e objeto.

Trata-se da vivência de um espaço primordial onde reside o potencial energético de todos os fenômenos (Figura 1).

As pessoas viviam nesse espaço primordial; melhor ainda, eram parte integrante e inseparável dele.

E, como tal, estavam celebrando essa harmonia sem fazer distinção do que era interior e exterior.

Não havia distinção entre arte, conhecimento filosófico, científico ou religioso, pois o conhecimento do Real era direto; tampouco havia distinção entre ciência e tecnologia.

Pode-se, eventualmente, ter uma idéia aproximada dessa fase em certas cerimônias indígenas, onde todo o mundo está celebrando a harmonia com a natureza. Nessas celebrações, a expressão do sagrado faz-se através de música, da tatuagem e dos tótens, da dança, e da poesia, e o conhecimento é "recebido" por visualização ou intuição direta em outro estado de consciência, o estado transpessoal.

Em certas partes da Índia, da China, do Tibete, em certos mosteiros cristãos ou centros sufis, até hoje a arte, a filosofia, a ciência e a religião não só são indiferenciadas, como ainda são completamente integradas em torno da expressão e da apreensão do sagrado.

Sob influência do paradigma newtoniano-cartesiano que levou a uma visão mecanicista do mundo e ao predomínio do racionalismo científico, o conhecimento se fragmentou em disciplinas cada vez mais numerosas. Entramos, com isso, na fase seguinte.

2. Fase de fragmentação múlti e pluridisciplinar

Fase em que se desenhou a separação e separatividade em vários níveis:

2.1 No nível do ser instalou-se uma ilusão de separação entre o sujeito e o objeto, nascendo assim um conhecimento com um processo progressivo de registro externo ao homem através de uma catalogação de dados hoje computadorizados. Nasceu a separação entre conhecedor, conhecimento e conhecido.

Essa distinção trouxe consigo processos de atomização em cada um desses três níveis, a saber:

2.2 No nível do sujeito, por um processo progressivo de condicionamento e de educação, as funções de Jung acima referidas se fragmentaram e separaram-se, dando margem a tipos psicológicos que dificilmente se entendem (Figura 2).

Outro tipo de fragmentação, já bastante antiga no estudo do próprio homem, é aquela que o divide em *homo sapiens*, o homem que conhece e que sabe, e o *homo faber*, o homem que age, que faz, mais particularmente que transforma a natureza.

Essa fragmentação entre o pensamento e a ação se traduz também em tipos psicológicos diferentes, o pensador e o ativo, assim

Figura 1

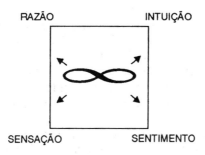

Figura 2

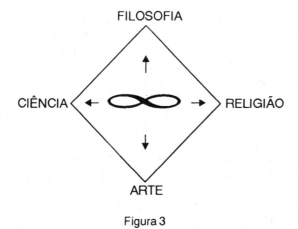

Figura 3

como em dois grandes grupos de disciplinas diferentes, as do *conhecimento puro* e as da *tecnologia*, ou melhor, as do conhecimento pelo conhecimento e as do conhecimento de métodos e técnicas de ação. É o que vamos examinar a seguir.

2.3 No nível do conhecimento, como acabamos de assinalar, podemos distinguir o conhecimento propriamente dito do conhecimento tecnológico.

2.3.1 O conhecimento puro

Fragmentou-se em quatro ramos distintos, com pouca ou nenhuma relação entre eles: a ciência, a arte, a filosofia e a religião (Figura 3).

Pode-se estabelecer uma correlação entre a fragmentação do ser e a fragmentação do conhecimento, do seguinte modo (Figura 4): entre a razão e a sensação nasceu a ciência, fundamentada principalmente nessas duas funções; entre a razão e a intuição nasceu a filosofia, que lança mão de uma ou das duas funções, conforme a orientação de cada escola; entre a intuição e o sentimento desenvolveu-se a religião e entre o sentimento e a sensação nasceu a arte.

É claro que o relacionamento que acabamos de fazer é muito relativo; a arte tem aspectos intuitivos, a religião desenvolveu fundamentos racionais como, por exemplo, os da existência de Deus; e a própria ciência inicia muitas vezes as suas teorias em nível intuitivo.

2.3.2 A tecnologia

As raízes da tecnologia perdem-se na noite dos tempos. As primeiras técnicas agrícolas, a produção do fogo, a culinária, a fabricação de instrumentos de toda espécie, como machados, arcos e flechas, fazem parte de uma fase arcaica da tecnologia.

Essa *tecnologia arcaica* vem sendo substituída por uma *tecnologia científica* ou *tecnociência*, que pode ser entendida de duas maneiras: uma consiste em utilizar as descobertas científicas para criar ou aperfeiçoar métodos de atuação; a outra coloca a tecnologia à disposição da própria ciência.

Estabelece-se, assim, uma relação por retroalimentação, que faz com que hoje seja, muitas vezes, difícil separar ciência de tecnologia (Figura 5).

O sucesso da ciência predominantemente racionalista atualmente está inspirando ou influenciando os três outros ramos do conheci-

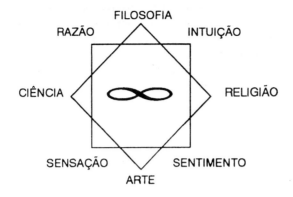

Figura 4

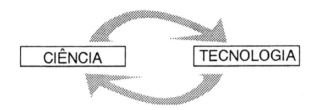

Figura 5

Matriz Holopoiética Fundamental (MHF)

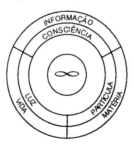

Figura 6

19

mentos: fala-se hoje em Ciência das Religiões, em Filosofia das Ciências; e a arte procura não só refletir em muitos aspectos a produção científica e tecnológica como também os materiais são produtos da tecnologia científica.
Cada um desses ramos também se fragmentou. Mas, especialmente, a ciência se dividiu em três grandes ramos, seguindo-se a isso a fragmentação do seu objeto em três grandes partes. É o que vamos descrever agora:

2.4 No nível do objeto conhecido, isto é, do universo e dos seus fenômenos, o objeto conhecido passou a ser percebido em três níveis diferentes:
— a *matéria*, manifestada sob as formas sólida, líquida, ígnea e gasosa. Nela predomina a atualização da homogeneidade.
— a *vida*, manifestada sob as formas vegetal, animal e humana. Nela predominam a atualização do heterogêneo, a autopoiese e a reprodução.
— a *programação*, cujas informações estão cada vez mais identificadas tanto no nível da matéria como no nível da vida.

Tudo indica, segundo a física quântica e as teorias cosmogenéticas atuais, que se trata de três manifestações da mesma energia[4,10,11], que já existe em potencial no próprio espaço. O espaço é, portanto, inseparável da energia primordial. É o que podemos chamar de Matriz Holopoiética Fundamental (MHF). Trata-se de uma representação da passagem do mundo absoluto, do espaço-energia atemporal, para o mundo relativo do espaço-tempo. Holopoiese vem de *holos* — todo, e *poiesis* — o ato de gerar. É, por conseguinte, o ato de geração do universo a partir do Todo ou do Ser. Seria o Ser gerando-se a si mesmo a partir de si mesmo. Podemos, aqui, pôr em paralelo os conceitos de David Bohm de "ordem implícita" e "ordem explícita" (Figura 6).

O centro da matriz representa o espaço-energia atemporal. Este espaço manifesta-se sob a forma de consciência, luz e partículas subatômicas; inseparáveis, como mostram as setas, e inseparáveis do espaço-energia central que as "compõe".

Assim sendo, o espaço central é um espaço consciencial, luminoso e gerador de partículas — luz. Entenda-se consciência num sentido universal e não individual.

Por sua vez a consciência gera a informação e os programas do universo sob todas as suas formas; a luz se manifesta sob forma de vida e também se transforma em partículas subatômicas, isto é, em matéria.

Essas teorias são, nesta fase da fragmentação, a semente e o prenúncio da fase posterior.

Mas antes que a fase posterior emerja, desenvolvem-se especializações cada vez mais específicas, sem nenhuma conexão entre elas, o que é bem característico da *multidisciplinaridade*. A multidisciplinaridade desenvolve-se tanto no nível do sujeito conhecedor como do conhecimento e do objeto conhecido.

A multidisciplinaridade e a pluridisciplinaridade são produto da fragmentação efetuada pela mente humana.

Para descrever alguns dos aspectos da fragmentação do conhecimento e da especialização progressiva no domínio da ciência, basta acompanhar o plano da fragmentação do Real pela mente humana, isto é, a separação entre sujeito, objeto e conhecimento de um lado, e entre as três manifestações da energia em matéria, vida e programa, com os respectivos desdobramentos no homem (corpo, emoções e mente) e na sociedade (bens materiais, vida política e cultura), do outro.

Para facilitar a compreensão do assunto, vamos continuar a representar o processo de dissociação por círculos iniciado na MHF. No centro encontra-se sempre, como lembrete, a lemniscata ou sinal do infinito, simbolizando o espaço que irradia energia (ou espírito), que por sua vez se manifesta na forma de todos os fenômenos físicos, biológicos ou informacionais. Assim sendo, a mesma matriz holopoiética fundamental se encontra hologramaticamente em todas as partes.

2.4.1 Nível do objeto

2.4.1.1 Universo   2.4.1.2 Planeta Terra

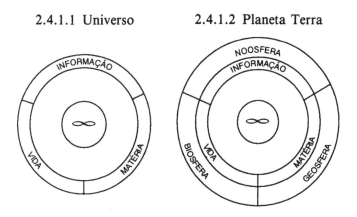

Figura 7

2.4.2 Nível do sujeito (homem)

2.4.2.1 Indivíduo 2.4.2.2 Sociedade

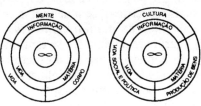

Figura 8

2.4.3 Nível do conhecimento

2.4.3.1 Ciência pura (*homo sapiens*)
2.4.3.1.1 Conhecimento do objeto
2.4.3.1.1.1 Universo

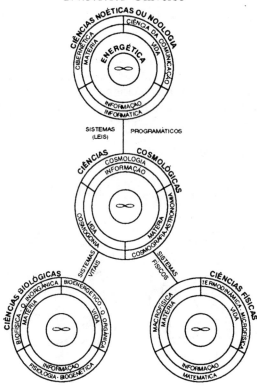

Figura 9

2.4.3.1.1.2 Planeta Terra

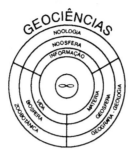

Figura 10

2.4.3.1.2 Conhecimento do sujeito
2.4.3.1.2.1 Indivíduo

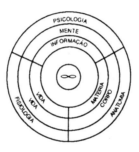

Figura 11

2.4.3.1.2.2 Sociedade

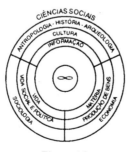

Figura 12

2.4.3.1.3 Conhecimento do conhecimento

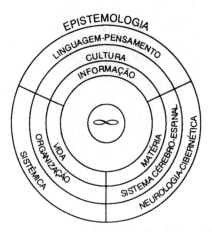

Figura 13

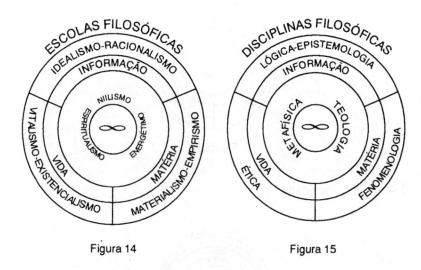

Figura 14   Figura 15

2.4.3.2 Ciência Aplicada — Tecnologia (*homo faber*)

Trata-se da ação do homem sobre o mundo exterior ou sobre ele mesmo ou seu semelhante, com vistas à exploração, manipulação, transformação, conserto, regeneração, cura, etc. Como a multidisciplinaridade aumenta consideravelmente, usaremos o sistema linear em vez do circular.

2.4.3.2.1 Ação sobre o objeto
2.4.3.2.1.1 Universo e planeta Terra

Nível de Ação	Tipo de Disciplina
Espaço-Energia	Engenharia Espacial Engenharia de Altas Energias Educação e Terapia Transpessoal
Energia sob forma física	Engenharia Elétrica Engenharia Térmica Engenharia Eletrônica Engenharia Mecânica Engenharia Petroquímica Engenharia Ótica
Energia sob forma vital	Engenharia Florestal (Energia de Biomassa)
Energia sob forma informacional e mental	Engenharia de Computação Engenharia de Telecomunicações
Matéria	Engenharia de Materiais Engenharia de Água e Solo Engenharia Metalúrgica Meteorologia Engenharia de Minas Engenharia Química
Vida	Ecologia - conservação da natureza Engenharia Florestal Engenharia Genética Medicina Veterinária Zootecnia
Informação	Ciência da Informação Engenharia de Programação

Até agora foi possível, graças à Matriz Holoprogramática Fundamental, encontrar uma certa racionalidade no processo de fragmentação multidisciplinar. Infelizmente, o número de disciplinas gerado pelo desdobramento das que enumeramos acima é tão grande que seria necessária uma pesquisa especial para verificar se ainda existe uma estrutura subjacente.

2.4.3.2.2 Ação sobre o sujeito
2.4.3.2.2.1 Indivíduo

Nível de Ação	Disciplinas
Espaço-Energia	Educação Transpessoal Terapia Transpessoal
Energia sob forma física	Radiologia Médica Eletroencefalografia Radiologia Odontológica Eletrocardiografia Massagem
Energia sob forma vital	Acupuntura Homeopatia
Energia sob forma informacional e mental	Hipnose Sugestão Auto-sugestão Placebo Magnetismo
Matéria-Corpo	Medicina Odontologia Farmácia Enfermagem Nutrição, Dietética Fisioterapia Fonoaudiologia Educação Física
Vida-Emoções	Educação Respiratória Reanimação Médica Educação e Terapia Bioenergética Orgonoterapia Hatha-Ioga Esportes Educação do Caráter
Informação-Mente	Educação Cognitiva Ensino Instrução Treinamento mental Psicoterapias Psiquiatria Parapsicologia Médica Técnicas de Aconselhamento

2.4.3.2.2.2 Sociedade (ação coletiva)

Nível de Ação	Disciplinas
Espaço-Energia	
Energia sob forma física Energia sob forma vital	
Energia sob forma informacional mental	Hipnose Coletiva Mesmerismo
Matéria e Produção de Bens	Economia doméstica Planejamento urbano e rural Arquitetura Desenho industrial Engenharia civil Engenharia Econômica Urbanismo Engenharia de Transportes Engenharia de Produção Engenharia Naval e Oceânica Agronomia Engenharia de pesca Engenharia Agrícola Tecnologia de Alimentos
Vida Social e Política	Administração Educação Social Demografia Serviço Social Política Ciência Política Educação Política Saúde coletiva
Informação e Cultura	Museologia Biblioteconomia Direito Comunicação pelas Mídias Lingüística Literatura Línguas Artes Moral e Ética Turismo Religiões Ciência ou Antropologia das Religiões

2.4.3.2.2.3 Ação sobre o conhecimento

Nota: A ação sobre o conhecimento passa obrigatoriamente pelo sujeito. O leitor deverá consultar a ação sobre o indivíduo e a sociedade no que se refere à informação. Quando várias disciplinas coexistem num mesmo ramo, como as especializações da medicina ou da engenharia, costuma-se falar em *pluridisciplinaridade*, que se desenvolve onde há tentativas de trabalho em equipe. É através desses esforços de encontro que surge a terceira fase, a da interdisciplinaridade.

3. Fase interdisciplinar

A fase interdisciplinar, movida pela força holística, que tende a reunir em conjuntos cada vez mais abrangentes o que foi dissociado pela mente humana, cria progressivamente o que chamamos de interdisciplinas. Para verificar isso, basta retomar o nosso modelo circular do processo de fragmentação, separatividade e especializações em disciplinas desconexas.

3.1 Nível do objeto

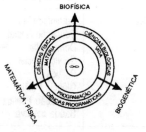

3.2 Nível do sujeito (indivíduo)

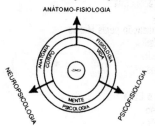

3.3 Sociedade

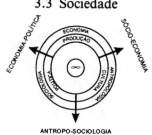

Figura 16

O número de disciplinas aumentou a tal ponto que se tornou ingovernável, pelo menos em aparência. Daí, a necessidade da interdisciplinaridade.

A interdisciplinaridade manifesta-se por um esforço de correlacionar as disciplinas. Esse esforço parece mais freqüente nas aplicações tecnológicas industriais e comerciais, por força da pressão dos mercados, enquanto o mundo acadêmico permanece no estado multidisciplinar.

Nesta fase, seus protagonistas descobrem que todas as disciplinas são inter-relacionadas.

Existem, ainda, certas disciplinas que, por sua própria natureza, pedem a interdisciplinaridade. Podemos citar, entre outras: a ecologia, a farmacologia, a medicina, o direito, a epistemologia, a filosofia.

Esta fase caracteriza-se pela aparição cada vez mais freqüente de elos disciplinares, que são outras tantas disciplinas novas. Por exemplo, entre a física e a biologia surgem a biofísica e a bioquímica, entre a neurologia e a psicologia surgem a psiconeurologia ou a neurolingüística. Em 1976 havia 983 relações interdisciplinares citadas no *Yearbook of World Problems*, das 1.845 disciplinas recenceadas. Isso significa que praticamente a metade das disciplinas já existentes naquela época era de natureza interdisciplinar.

Dez anos depois, em 1985, numa nova edição da mesma enciclopédia[17], os autores abandonam toda veleidade de chegar a qualquer forma de modelo integrativo. Eles reconhecem e até apóiam a tendência bem nítida de realizar a interdisciplinaridade dentro de determinados projetos, diante da complexidade inerente a toda abordagem global do real. Mas, ao mesmo tempo, reconhecem a necessidade de critérios que permitam um relacionamento entre os projetos.

Com esse objetivo pesquisaram os conceitos integrativos que se encontram subjacentes ou explicitados em trabalhos com projetos. O trabalho se inspira, entre outros, num projeto sobre os objetivos, processos e indicadores de desenvolvimento da Universidade das Nações Unidas. Os autores encontraram 702 entradas de conceitos e setenta de comentários de esforços para relacionar conceitos aparentemente contraditórios entre si.

Como eles ressaltam, os conceitos como global, rede e "redear" (*networking*), sistêmico, transnacional, metassistema e universal são palavras mágicas desta fase interdisciplinar.

Embora ainda não se tenha encontrado o "modelo" ideal para sair do caos da multidisciplinaridade que transforma as universidades atuais em verdadeiras torres de Babel, a necessidade de tais modelos persiste.

Cremos que, para se conseguir elaborá-los, seja necessário entrar na fase seguinte, sem contudo abandonar a interdisciplinaridade, mesmo no seu estado meramente empírico.

É a posição que nós mesmos assumimos na Universidade Holística Internacional de Brasília, onde enfrentamos o desafio de criar uma universidade nova que seja uma fonte de inspiração para as outras. Alguns anos de experiência nos têm levado a uma certa clareza a esse respeito.

Nesta universidade, ao mesmo tempo em que adotamos o sistema de programas e projetos em que um programa é um sistema comportando vários projetos, temos experimentado alguns modelos teóricos que se inscrevem dentro da afirmação de Kurt Lewin: "Não há nada mais prático do que uma boa teoria". São boas teorias que temos nos esforçados por desenvolver[19,20].

4. Fase transdisciplinar

Vamos, primeiro, desenvolver com mais clareza o termo "transdisciplinar". Só assim poderemos compreender as características desta nova fase.

Tal como a palavra "holística", o termo "transdisciplinar" se torna cada vez mais usado e conhecido.

Chegou o momento de fazer o esforço para se ter uma análise comparativa desses dois termos e, mais particularmente, aprofundar o significado da transdisciplinaridade, já que este termo representa uma tentativa de sair da crise de fragmentação em que se encontra o conhecimento humano.

O que encobre esse conceito? Como distingui-lo de outros termos como múlti, pluri e interdisciplinaridade? Existem uma ou várias transdisciplinaridades? Qual a relação desse termo com o conceito de holística?

Segundo Basarab Nicolescu foi Jean Piaget[21] o primeiro a usar o termo "transdisciplinar". Piaget nos deu uma definição bastante clara e essencial. Disse ele: "...enfim, no estágio das relações interdisciplinares, podemos esperar o aparecimento de um estágio superior que seria "transdisciplinar", que não se contentaria em atingir as interações ou reciprocidades entre pesquisas especializadas, mas situaria essas ligações no interior de um sistema total sem fronteiras estáveis entre as disciplinas".

Erich Jantsch, em 1980, apresentou-nos um trabalho de síntese sobre a interdisciplinariedade[12,14].

Ele procurou primeiro explicar o porquê da transdisciplinaridade. Para isso, partiu, em primeiro lugar, da fragmentação do saber em setores distintos fechados, que são, segundo ele, características de um enfoque particular real e de um sistema específico de relações dos seres humanos com seu entorno. O autor contesta essa visão parcial que corresponde a uma visão racional de um mundo estável e estático. Tal visão foi imposta como a última verdade da ciência, e a ciência tendeu a abafar e rechaçar outra espécie de enfoque, devido ao sucesso tecnológico e econômico que reforçou a visão segundo a qual ciência seria uma abordagem mais verdadeira que aquela desenvolvida por outras culturas que enfatizam a inter-relação de tudo com tudo. A realidade é mais complexa. Essa complexidade só pode ser abordada pela interdisciplinaridade.

O autor procura, então, fazer um distinção entre vários termos, e mostra que há uma confusão entre eles:

A *pluri* ou *multidisciplinaridade* é a justaposição de várias disciplinas sem nenhuma tentativa de síntese. É o modelo que predomina na universidade francesa.

A *interdisciplinaridade* trata "da síntese de duas ou várias disciplinas, instaurando um novo nível do discurso (metanível), caracterizado por uma nova linguagem descritiva e novas relações estruturais".

A *transdisciplinaridade*, segundo o autor, "é o reconhecimento da interdependência de todos os aspectos da realidade". A *transdisciplinaridade* é a conseqüência normal da síntese dialética provocada pela interdisciplinaridade, quando esta for bem-sucedida. Esse ideal, disse o autor, nunca estará completamente ao alcance da ciência, mas poderá orientar de modo decisivo a sua evolução.

São três os fatores que impulsionam a síntese interdisciplinar: "o processo de impulso de atração inerente à evolução mesma da ciência; a força de atração do social; e a força de atração exercida por uma visão transdisciplinar".

Depois de fazer uma análise mais detalhada desses três fatores no que se refere ao terceiro fator transdisciplinar, o autor lembra a teoria geral dos sistemas e a cibernética que, pela primeira vez, tentaram chegar a um novo paradigma que relacione os diversos níveis físico, sócio-cultural e biológico. Mas esses ensaios continuaram aderindo a uma visão estável e estática do mundo. Um novo tipo de ciência está nascendo, não mecanicista, holística, a partir de Smuts, e guia-se em primeiro lugar pelos modelos vivos, levando em consideração a mudança e se resumindo a noções tais como autodeterminação, auto-organização e auto-renovação, reconhecimento de uma interdependência sistêmica e muitos outros aspectos. Há um sentido que é o sentido da vida, o que, junto com a alegria, são inerentes a essa nova visão transdisciplinar.

Há "um novo ponto focal que permite a convergência das ciências físicas e sociais, das artes e das letras, da filosofia e dos conhecimentos que transcendem o domínio racional, em suma, da totalidade das relações do homem com o mundo".[12]

Para Edgar Morin (1980)[13] existe uma transdisciplinaridade antiga e uma nova. Num dos capítulos do seu livro sobre *Ciência com Consciência*, o autor começa, como Jantsch, a lamentar a fragmentação dos fenômenos. "Eis por que", diz ele, "surgiu a expressão 'façamos a interdisciplinaridade'. Mas a interdisciplinaridade não consegue controlar as disciplinas da mesma maneira que a ONU não consegue controlar suas nações. Cada disciplina pretende antes fazer reconhecer a sua soberania territorial e, ao preço de algumas magras trocas, as fronteiras se confirmam em vez de desmoronar."

Eis por que o autor acha que é preciso ir mais longe. Aparece, então, o termo "transdisciplinar". Tal como Jantsch, ele não cita a fonte desse termo, e seu artigo publicado em 1980, no mesmo ano que o de Jantsch, foi reproduzido como capítulo do referido livro em 1982. Mas Jantsch já o usa em 1972[14], portanto, antes de Edgard Morin e depois de Piaget.

Edgar Morin nos mostra em primeiro lugar que o desenvolvimento da ciência ocidental, desde o século XVII, não foi somente um desenvolvimento disciplinar, mas também um desenvolvimento transdisciplinar, e que não só podemos falar de ciências mas também da Ciência. E afirmar: A Ciência jamais seria a ciência se não fosse transdisciplinar.

Embora o autor não defina formalmente o que entende por transdisciplinar, fala-nos de princípios transdisciplinares fundamentais da ciência; foram esses princípios que permitiram desenvolver o fechamento das disciplinas; eles são a formalização e a matematização.

A questão, portanto, não é mais "praticar a transdisciplinaridade", mas sim "qual a transdisciplinaridade é preciso praticar". Diz ele também que a ciência, na sua história, foi atravessada por grandes unificações transdisciplinares tais como as de Newton, Maxwell, Einstein, de filosofias subjacentes (empirismo, positivismo, pragmatismo) ou de "imperialismos teóricos" (marxismo, freudianismo); assim como Thomas Kuhn, que ele cita, afirma que toda a revolução científica é uma revolução de transformação dos princípios organizadores do conhecimento.

Ele adota, então, o conceito de *paradigma de Kuhn* para referir-se a esses princípios.

É preciso, portanto, mudar de paradigma. Morin aponta quais os princípios que se devem reconsiderar — são os enunciados por Descartes: "É a dissociação entre o sujeito (*ego cogitans*), devolvido à metafísica, e o objeto (*res extensa*), relevando a ciência. A exclusão do sujeito efetuou-se numa base em que a concordância entre experimentações e observações por diversos observadores permitia chegar a um conhecimento objetivo". Mas o resultado foi que a ciência se esqueceu de que as teorias científicas são o produto do espírito humano e das suas estruturas em grande parte modeladas por contextos de natureza sócio-cultural. Assim, a ciência tornou-se incapaz de pensar a si mesma de modo científico, "incapaz de prever se o que resultará do seu desenvolvimento contemporâneo será a aniquilação, a escravidão ou a emancipação".

O autor observa que essa disjunção sujeito-objeto é apenas um aspecto de um paradigma mais genérico de disjunção/redução, pelo que "o pensamento científico ou separa realidades inseparáveis sem ser capaz de imaginar a sua ligação, ou a identifica por uma redução da realidade mais complexa a outra realidade menos complexa". Cita, então, o exemplo da Física, da Biologia e da Antropo-sociologia que se tornaram ciências completamente desconexas e que, quando se pretendeu associá-las, foi por redução do biológico ao físico-químico e do antropológico ao biológico.

Morin sugere, então, que seja promovida uma nova transdisciplinaridade com um paradigma que permita ao mesmo tempo, a distinção, a separação ou mesmo a oposição, isto é, a disjunção desses domínios científicos, "mas que possa fazê-los comunicar sem operar a redução". Ele sugere substituir o que chama de paradigma simplificado (redução/disjunção), por um paradigma de compleidade, que ao mesmo tempo separa e socia.

É preciso criar a comunicação entre as ciências e a ciência transdisciplinar é a ciência que poderá se desenvolver a partir dessas comunicações, já que o antropo-social manda de volta ao biológico, que por sua vez manda de volta ao físico, que então manda de volta ao antropo-social.

Edgar Morin estabelece em seu livro *O Método*[5,6] uma descrição desse círculo, evitando cair na cilada de criar um novo princípio unitário de todos os conhecimentos, o que seria mais uma forma de reducionismo, ou seja, a redução a um princípio maior, abstrato, que faria desaparecer a diversidade do real.

Em 1972, G. Michaud[15] procurou, tal como Jantsch, propor definições claras a respeito dos termos ligados às relações entre disciplinas. Eis o que ele propõe:

Disciplina: Conjunto específico de conhecimentos que possui características próprias no plano de ensino, da formação, dos mecanismos, dos métodos e das matérias.

Multidisciplinar: Justaposição de disciplinas diversas, às vezes sem relação aparente entre elas.

Pluridisciplinar: Justaposição de disciplinas diversas mais ou menos "vizinhas" no domínio do conhecimento.
Interdisciplinar: Interação existente entre duas ou várias disciplinas. Essa interação pode ir da simples comunicação de idéias até a integração mútua dos conceitos diretores, da epistemologia, da terminologia da metodologia, dos procedimentos de dados e da organização da pesquisa e do ensino que a esses se relaciona.
Transdisciplinar: Efetivação de uma axiomática comum a um conjunto de disciplinas.

Segundo o autor, a transdisciplinaridade implica axiomas comuns a um conjunto de disciplinas. O axioma é uma proposição evidente por si mesma, é um princípio indemonstrável[16].

O mesmo ponto de vista é adotado pelo *Yearbook of World Problems and Human Potential*[17] (1976), que define a transdisciplinaridade como sendo o estabelecimento de um sistema comum de axiomas para um conjunto de disciplinas. Pode ser também a coordenação de todas as disciplinas e interdisciplinas com uma axiomática comum e também um encontro de várias epistemologias[17].

Um evento recente recolocou a transdisciplinaridade na ordem do dia: a declaração de Veneza, da Unesco (1987)[1]. No item 3 desta declaração, há uma referência clara a respeito:

"Ao mesmo tempo em que recusamos todo e qualquer projeto globalizante, toda espécie de sistema fechado de pensamento, toda espécie de nova utopia, reconhecemos a urgência de uma pesquisa verdadeiramente transdisciplinar em um intercâmbio dinâmico entre as ciências exatas, as ciências humanas, a arte e a tradição. Num certo sentido, esse enfoque transdisciplinar está inscrito no nosso próprio cérebro através da dinâmica entre os seus dois hemisférios. O estudo conjunto da natureza e do imaginário, do universo e do homem, poderia nos aproximar melhor do real e nos permitir enfrentar de forma adequada os diferentes desafios de nossa época."[1]

Nesse conclave, o físico francês Basarab Nicolescu nos encaminhou para uma nova transdisciplinaridade[18,22]. Ele também fez o processo da superespecialização, achando que ela pode desencadear um processo irreversível. Embora afirmasse que a nova transdisciplinaridade esteja ainda por ser definida, ele arriscou algumas hipóteses plausíveis. Eis, sob a forma de tópicos, um resumo das principais idéias:

— Deve ser uma pesquisa científica fundamental, isenta de qualquer influência ideológica, filosófica ou industrial, entre outras.
— O espírito científico implica um certo grau de abstração e de formalização lógica e matemática. Ele considera a abstração como

parte constitutiva do real, "uma forma de energia que tem como suporte o cérebro e o ser inteiro do homem". A abstração, diz ele, é o fator holístico do real.
— O homem aparece como um participante do real, até como um instrumento de medida dele. Ele é o elo de unificação entre o invisível (abstrato) e o visível (órgãos dos sentidos e instrumentalização).
— Deve-se evitar um excesso de formalização matemática. Para a elaboração de uma nova transdisciplinaridade, ele sugere a contribuição de ramos matemáticos qualitativos como a topologia, e também a simbólica tradicional como a descreve René Guénon.
— Todos os ramos do conhecimento devem ter um lugar na nova transdisciplinaridade: ciências humanas, ciências exatas, artes e tradição. Assim poderá nascer uma metaciência, isto é, uma ciência da ciência da realidade.
— Não poderá ser o trabalho de um só indivíduo, mas sim de uma equipe de alto padrão e da constituição de organismos tais como centros de pesquisa transdisciplinar.
— "Em nome do quê?", é uma pergunta fundamental que Basarab Nicolescu faz. A resposta está ligada ao reconhecimento da urgência de tal enfoque e das suas repercussões sobre a vida individual e social. Mais particularmente, do encontro singular entre ciência e tradição; a nova transdisciplinaridade dará nascimento a um paradigma que de certo irá ultrapassar tanto a ciência quanto a tradição. Nesse enfoque, o estudo do homem e o estudo do universo se apoiarão mutuamente.

Podemos agora tentar resumir esses diferentes depoimentos a respeito da transdisciplinaridade, procurando o que eles têm em comum e em que apresentam contribuições mais originais.
1. Parece que há um entendimento geral para afirmar que a transdisciplinaridade resulta do encontro de várias disciplinas do conhecimento, em torno de uma exiomática comum. Esses axiomas são princípios ou paradigmas subjacentes a essas disciplinas.
2. O encontro interdisciplinar, entendido como interação ou síntese entre duas ou várias disciplinas favorece a emergência da transdisciplinaridade.
3. A transdisciplinaridade é considerada como uma resposta e solução à crise de fragmentação que assola a epistemologia com conseqüências reparadoras dos danos e ameaças à vida deste planeta.
4. Existem vários tipos de transdisciplinaridades segundo a colocação das disciplinas. Não se pode, por conseguinte, falar em transdisciplinaridade, mas sim em transdisciplinaridades.

5. No entanto, a partir da Declaração de Veneza da Unesco e da intervenção de Basarab Nicolescu, existe a possibilidade de uma transdisciplinaridade geral que consistiria em encontrar uma axiomática comum entre ciência, arte, filosofia e tradições sapienciais.

Em 1990 publicamos um trabalho[19] em que procuramos situar a transdisciplinaridade nesse sentido geral, dentro do enfoque holístico, e mostramos, num modelo simples de inter-relacionamento, a possibilidade de haver quinze possibilidades relacionais.

Reproduzimos o quadro a seguir com uma modificação: substituímos holístico por transdisciplinar, implicando a vivência transintelectual e transpessoal, dentro da visão holística.

Assim sendo, a transdisciplinaridade é uma forma de abordagem holística intelectual, porém holística não é só transdisciplinar.

	CIÊNCIAS	TRADIÇÕES	ARTES	FILOSOFIAS	TRANSDISCIPLINARIDADE
CIÊNCIAS	1	2	3	4	5
TRADIÇÕES		6	7	8	9
ARTES			10	11	12
FILOSOFIAS				13	14
TRANSDISCIPLINARIDADE					15

Nesse quadro, podemos notar que temos catorze possibilidades de transdisciplinaridades diversas e uma só de transdisciplinaridade geral.

Na realidade existe um número muito maior de combinações transdisciplinares, como por exemplo entre várias ciências ou entre várias filosofias.

Convém notar que a relação n? 6 é a que René Guénon chamava de "Tradição", isto é, o tronco original comum entre as grandes tradições espirituais.

Um comunicado do Congresso sobre Ciência e Tradição: perspectivas transdisciplinares, aberturas para o século XXI", realizado pela Unesco, reduz o conceito de transdisciplinaridade à relação n? 2, isto é Ciência e Tradição.

6. Assim sendo, convém distinguir de modo mais definitivo:
   – Intratransdisciplinaridades, isto é, transdisciplinaridades locais ou particulares, que são os números 1, 6, 10 e 13.
   – Intertransdisciplinaridades, os números 2, 3, 7, 8 e 11.
   – Transdisciplinaridade geral, característica do item 15, isto é, a pesquisa e/ou o enunciado da axiomática da transdisciplinaridade geral entre arte, ciência, tradição e filosofia.
7. Na abordagem holística interessa mais desenvolver essa transdisciplinaridade geral. Ela consiste em procurar uma axiomática, isto é, os paradigmas comuns entre a autoridade da ciência, das artes, das filosofias e das tradições espirituais.

Para isso será necessário estabelecer uma metodologia de pesquisa interdisciplinar de modo a determinar primeiro quais são as diferentes intradisciplinaridades, isto é, qual a transdisciplinaridade atual na ciência, na filosofia, na arte e na tradição, para, em seguida, definir a transdisciplinaridade geral através do confronto par a par entre esses grandes ramos do conhecimento. Só então poderemos afirmar que a transdisciplinaridade geral é possível e que ela existe.

Enquanto isso se faz, e considerando que de um lado se trata de um longo caminho, e que, de outro, ao que tudo indica, temos pouco tempo para salvar a vida deste planeta, e ainda que, como aponta o último comunicado do Congresso da Unesco acima referido, se tenha chegado a um totalitarismo planetário da ciência e da tecnologia no mundo moderno, podemos seguir a recomendação de Veneza e desse último congresso de Paris no sentido de promover um encontro em profundidade entre ciência e tradição. Essa focalização principal não impede que a pesquisa transdisciplinar se apóie também na filosofia, na poesia, na arte, além de na ciência e na tradição. A focalização da ciência e da tradição permitirá relativizar o absolutismo atual da primeira.

Isso nos leva a uma nova fase, a fase holística.

5. Fase holística

A transdisciplinaridade, se for desenvolvida unilateralmente, está arriscada a ficar numa posição racional, intelectual e mental. A Declaração de Veneza fala de uma "nova racionalidade". Será possível evitar que mais um reducionismo reforce o totalitarismo planetário da ciência a que se refere a declaração de Paris?

Quem conhece a fundo a tradição, no sentido usado por Guénon, ou algumas tradições ainda vivas, sabe que o intelecto é limitado e que, para um "sujeito"poder encontrar a "verdade" do "objeto", terá de ir além do raciocínio lógico e usar outras funções atualmente não aproveitadas ou mesmo reprimidas pelo próprio racionalismo científico.

Já tratamos dessa questão em artigo anterior[23]. Temos mostrado que é extremamente difícil ou mesmo impossível um cientista apreender a essência das tradições apenas por meios racionais. Ele precisa passar por uma iniciação tradicional ou descobrir essa essência através de uma experiência "fortuita" própria. É uma vivência indispensável. Por isso é preciso adotar uma abordagem holística em que se distinguem a "hologia" e a "holopráxis"'ou holoprática, tal como definimos anteriormente.

Assim sendo, a transdisciplinaridade geral necessariamente implica essa abordagem holística. A vivência transpessoal faz parte e é resultado da holopráxis; transdisciplinaridade e vivência transpessoal são partes integrantes da abordagem holística e incluem, por conseguinte, o encontro entre ciência e tradição.

A fase holística é, portanto, uma volta à primeira fase predisciplinar, porém enriquecida pelos últimos estágios da ciência moderna, assim como das filosofias e artes de ponta.

Chegou o momento de responder a uma pergunta que possivelmente surgirá na mente do leitor deste ensaio: qual a semelhança e a diferença entre a transdisciplinaridade e a holística?

A resposta *a priori* não é tão simples.

De um lado, holístico implica uma visão resultante de uma experiência, que, por sua vez, é geralmente o resultado de uma combinação de holopráxis ou prática experiencial com o estudo intelectual, ou hologia, de um enfoque analítico e sintético, de uma mobilização das funções ligadas ao cérebro direito e esquerdo e da sua sinergia, de um equilíbrio entre as quatro funções psíquicas, ou seja, sensação, o sentimento, a razão e a intuição. Chamamos a essa conjugação de "abordagem holística".

Assim sendo, a visão holística é eliciada, provocada e estimulada pela abordagem holística, embora existam pessoas que tenham chegado à visão holística sem nenhuma abordagem holística, pelo menos conhecida ou aparente.

O que vem fazer, então, a transdisciplinaridade no meio desse processo? Não será ela um simples sinônimo de holístico?

De fato, do ponto de vista histórico, os dois termos nasceram e se desenvolveram de modo independente. O termo "holístico" nasceu primeiro, em 1926, e foi forjado, como já mostramos anteriormente, por Jan Christian Smuts, juntamente com o termo "holismo", indicando uma força responsável por todos os conjuntos do universo. O termo "transdisciplinar", por sua vez, foi forjado por Jean Piaget, um dos nossos mestres ocidentais, num encontro sobre a interdisciplinaridade promovido pela Organização da Comunidade Européia. (OCDE), em 1970. Nesse conclave, Piaget definiu a transdisciplinaridade do seguinte modo: "Enfim, na etapa das relações interdisciplinares, pode-se esperar que se suceda uma fase superior que seria 'transdisciplinar', a qual não se contentaria em atingir interações ou reciprocidades entre pesquisas especializadas, mas situaria tais ligações no interior de um sistema total, sem fronteiras estáveis entre as disciplinas".

Assim, na sua origem, os dois termos foram criados por filósofos, por intelectuais ligados de um modo ou de outro à epistemologia. Porém, desde o início, o termo holístico é ligado, por Smuts, a uma "força"ou a um sistema energético, enquanto a transdisciplinaridade refere-se às disciplinas do conhecimento humano, mais particularmente do conhecimento científico, como é o conceito de Morin e de Jantsch. Estamos, assim, ainda diante de um conceito limitado, intelectual, próprio de uma das formas daquilo a que chamamos, no presente trabalho, de "transdisciplinaridade parcial", e ainda restrito a esse grupo de intelectuais franceses, que, como já vimos, chegaram a definir a transdisciplinaridade como sendo a expressão de uma axiomática comum a um grupo de disciplinas, como o das ciências.

Entre 1970 e 1990, uma série de eventos fez com que os dois termos, holístico e transdisciplinaridade, se aproximassem.

De um lado, desde 1969 o movimento da psicologia transpessoal provocou o encontro, entre físicos, como David Bohm, neurologistas, como Karl Pribram, e psicólogos ou psiquiatras egressos do movimento da psicologia humanista, como Abraham Maslow, Stanislav Grof e Viktor Frankl. A palavra "holística", que tinha caído no ostracismo depois de 1926 até épocas mais recentes, começa a ser utilizada cada vez com mais freqüência, sobretudo com a divulgação do holograma e do princípio hologramático, segundo o qual "o todo se encontra em todas as partes". Da Califórnia, o movimento se estende à Europa, ao Brasil e ao Oeste dos EUA com os congressos de Boston, à Austrália, à India e ao Japão, em suma, espalha-se pelo mundo inteiro.

Na França, Monique Thoenig, vinda da Califórnia, adota o termo "holístico" e cria em Paris, em 1970, a Universidade Holística, uma denominação forjada por ela. Essa universidade convidou o grupo californiano e o introduziu na Europa. Ela convidou também, paralelamente, muitas personalidades francesas, como Basarab Nicolescu e Michel Random. Esses dois participaram da Declaração de Veneza de 1986, da Unesco, onde se definiu a transdisciplinaridade no sentido daquilo que chamamos de "transdisciplinaridade geral" entre ciência, filosofia, arte e tradição. Isso aconteceu no mesmo ano em que nos encontramos com Monique-Thoenig e Jean-Yves Leloup e começamos a trabalhar, depois da criação da Universidade Holística Internacional, em Paris, num esforço conceitual do qual emergiu a distinção entre visão holística e abordagem holística. Mais tarde, outros atos da Unesco integraram o conceito holístico.

Assim sendo, houve um caldo cultural na França que levou posteriormente ao lançamento do primeiro Congresso Holístico Internacional do Brasil, do qual participaram Michel Random e Ubiratam D'Ambrosio, ambos signatários da Declaração de Veneza, e que foi impulsionado pela iniciativa de Roberto Crema, recebendo apoio incondicional deste autor, de Monique-Thoenig e Jean-Yves Leloup.

Esta breve e muito incompleta descrição de fatos históricos permite agora definir e distinguir melhor transdisciplinaridade de holística.

A transdisciplinaridade especial é a axiomática comum a várias disciplinas *dentro* das ciências, das filosofias, das artes ou das tradições espirituais. Por exemplo, podemos considerar como transdisciplinaridade específica a axiomática comum entre biologia e física dentro da ciência, ou as mônadas de Leibniz e o Ser de Heidegger em filosofia, ou entre abstracionismo e arte sagrada, ou ainda entre cristianismo e hinduísmo, nas tradições espirituais.

A transdisciplinaridade geral é a que foi definida na Declaração de Veneza. É a axiomática comum *entre* ciência, filosofia, arte e tradição. Como ela inclui as tradições espirituais, leva fatalmente à visão holística através da abordagem holística, desde que praticada. Como axiomática, ela é o resultado de um esforço de conceitualização que leva à compreensão e à definição do novo paradigma holístico. Daí o título geral dado ao presente ensaio: "Axiomática transdisciplinar para um novo paradigma holístico".

Definir o novo paradigma holístico[7] consiste, então, em encontrar axiomas comuns entre a ciência e a tradição, principalmente nos seus aspectos experiencial e transpessoal. E ao mesmo tempo é a procura de uma axiomática transdisciplinar.

É o que vamos tentar esboçar na segunda parte deste trabalho.

Notas

1. Declaração de Veneza da Unesco. *In* Pierre Weil, *A Neurose do Paraíso Perdido*. Espaço Tempo, Rio de Janeiro, 1987. 2ª edição pp. 115 e seg.
2. Declaração de Vancouver para a Sobrevivência no Século XXI. São Paulo, *Thot*, n? 53, 1990.
3. Carta Magna da Universidade Holística Internacional. Ref. 1. pp. 119 e seg.
4. Lupasco S. *Les trois Matières*. Paris, Juillard, 1960, p. 13.
5. Morin, E., *La Méthode - 2. La Vie de la Vie*. Paris, Seuil, 1980, pp. 184 e seg.
6. Morin, E., *La Méthode - 3. La Connaissance de la Connaissance*. Paris, Seuil, 1986, p. 22.
7. Krippner, S., "The Holistic Paradigm" *in Seeking the True Meaning of Peace*. University for Peace Press, San José, 1991, pp. 247.
8. Weil, P., *Holística — Uma Nova Abordagem do Real*. São Paulo. Palas Athena, 1990, p. 39.
9. Smuts, J. C., *Holism and Evolution*. Westport, Greenwood Press, 1973.
10. Bergson, H., *Oeuvres*. Paris, PUF, 1970, p. 875.
11. Lupasco, S., cf. 4, p. 100-184.
12. Jantsch, E., *L'interdisciplinarité: les rêves et la réalité*. Perspectives, vol. X, n? 3, 1980.
13. Morin, E., *Science avec Conscience*. Paris, Seuil, 1990, pp. 125 e seg.
14. Jantsch, E., "Towards Interdisciplinarity and Transdisciplinarity" in *Education and Innovation in Interdisciplinarity. Problems of teaching and research in universities*. Paris, OECD, 1972, pp. 97-121.
15. *La pluridisciplinarité*. Diffusion PUF, Paris, 1985.
16. Cuvillier, A., *Nouveau vocabulaire philosophique*. Paris, A. Colin., pp. 27.
17. *Encyclopedia of World Problems and Human Pontential*. Munschen, Saur, 1986.
18. *La Science face aux confins de la Connaissance*. Paris, Félin, 1987, pp. 54-59.
19. Cf. 8, pp. 37-56.
20. Weil, P., *Teoria fundamental da Universidade Holística Internacional de Brasília*. Tesaurus, Brasília., 1990.
21. Piaget, J., *Colloque sur l'interdisciplinarité*. Nice, OCDE, 1970. Citado por Basarab Nicolescu: *Sciences et Tradition*. Paris. Troisième Millénaire. n? 23, Paris, 1992. p. 83.
22. Nicolescu, Basarab, Cf. 21, pp. 85.
23. Weil, P., "Quelle Lumière?". Paris. Troisième Millénaire. N? 3-5-6.
24. Weil, P., *A Neurose do Paraíso Perdido*. Rio de Janeiro, Espaço Tempo, 1987.
25. Weil, P., *O Novo Vocabulário Holístico*. Rio de Janeiro. Espaço Tempo, 1987.

2
O NOVO PARADIGMA

1. A "nova" visão holística do Real

Congressos, simpósios e seminários sucedem-se em várias partes do mundo, e organismos estruturam-se em torno da palavra "holística".

Já procuramos definir esta palavra[4], reconstituir a sua história[2], expor seus aspectos epistemológicos[3], precisar a linguagem a ela associada[4], analisar as manifestações da visão e abordagem holísticas na medicina e na saúde[5,6], na educação[7], na tecnologia e nas organizações[8], e na ética[40].

Desde que Smuts lançou em 1926 as duas palavras, holismo e holístico[9], elas têm aparecido cada vez com mais freqüência, especialmente associadas a uma nova "visão holística", definida por Monique Thoenig como uma nova consciência para uma nova era[10]. Essa autora criou em Paris, em 1979, a primeira Universidade Holística. Um primeiro ensaio de síntese sobre esse movimento vem sendo realizado por Roberto Crema[11].

Já é lugar-comum, depois da tese de Kuhn, falar-se em mudança de paradigma. Toda revolução científica é caracterizada por essa mudança de princípios, hábitos de pensar e mesmo de se comportar que constituem um paradigma. Fala-se muito em mudança de paradigma atualmente, mas poucos são ainda os esforços no sentido de precisar do que se trata.

Achei que seria interessante apresentar alguns dos princípios básicos que caracterizam, pelo menos até onde vai o nosso entendimento atual, o novo paradigma holístico.

Quanto mais nos aprofundarmos na definição deste paradigma e das suas repercussões na epistemologia e na vida prática, mais lúcidos poderão ser os propósitos e a atuação da ecologia, sobretudo no que concerne à educação ecológica, e mesmo à educação em geral.

Assim, em primeiro lugar teceremos algumas considerações sobre a nova visão holística do Real.

Convém, portanto, explicar por que e como chegamos a essa nova visão e abordagem do real, sobretudo para mostrar que não se trata de um novo dogma científico ou religioso. Muito pelo contrário, os princípios que vamos enunciar a seguir são, de um lado, resultados de uma revolução de paradigma dentro da própria ciência, e de outro, de uma necessidade pragmática de salvar a vida das espécies, humanas ou não, ameaçadas pelas conseqüências das aplicações tecnológicas da ciência, nos seus aspectos destrutivos, do antigo paradigma. Diga-se de passagem que o isolamento da inteligência dentro do próprio homem e a prevalência do raciocínio lógico-formal na procura do conhecimento são fatores essenciais da crise contemporânea.

2. O novo paradigma holístico: enunciado, princípios básicos e metodologia de aplicação

O resumo, talvez demasiado sucinto, que vamos apresentar, fundamenta-se em livros e artigos já publicados anteriormente, nos quais o leitor encontrará referências bibliográficas essenciais de outros autores. Eles serão citados quando for oportuno.

Como já expressamos, uma crise de fragmentação sem precedentes está chegando ao ponto máximo de ameaçar a nossa própria existência. As suas raízes se encontram na dualidade de base sujeito-objeto, característica de uma fantasia de separatividade própria do antigo paradigma newtoniano-cartesiano.

São três, principalmente, os documentos que nos inspiraram e encorajaram a desenvolver uma teoria fundamental que constitui hoje a base de pesquisa, ensino e ação da Universidade Holística Internacional:

— a Declaração de Veneza da Unesco (1986), ao afirmar que a ciência chegou aos confins em que não pode mais assistir impassível às aplicações irrefletidas das suas descobertas, e que é chegado o momento do seu encontro complementar com as grandes tradições culturais da humanidade. Recomenda o desenvolvimento da transdisciplinaridade[1].

— a Declaração de Vancouver da Unesco (1990), ao reforçar os termos da Declaração de Veneza e insistir no caráter de emergência em relação à sobrevivência da vida e ao caráter limitado dos recursos naturais da Terra[2].

— a Carta Magna da Universidade Holística Internacional (1986), ao representar um primeiro esforço para definir o novo paradigma emergente. Eis seu enunciado:

"Este paradigma considera cada elemento de um campo como um evento que reflete e contém todas as dimensões do campo (cf. a metáfora do holograma). É um visão em que o todo e cada uma das suas sinergias estão ligados, em interações constantes e paradoxais"[3].

Faremos agora um enunciado sumário dos princípios básicos que regem o antigo e o novo paradigma; esses princípios básicos definem uma antiga e uma nova transdisciplinaridade, como veremos a seguir:

Antigo paradigma (newtoniano-cartesiano)		Novo paradigma (holístico)	
Princípios		Princípios	
Dualidade	1. Dualidade sujeito-objeto (Eu, Universo, Eu/Não-Eu)	Não-dualidade	1. Não-dualidade. Sujeito e objeto são, indissociavelmente, interdependentes e, segundo o princípio 2, feitos da mesma energia.
Atomismo e mecanicismo	2. O universo é "feito" de partículas sólidas e eternas em interação mecânica. As partículas são diferentes da luz.	Espaço-Energia	2. No universo tudo é "feito" de espaço e energia indissociáveis. Toda partícula subatômica é luz. O conceito de evento substitui o de elemento.

Antigo paradigma (newtoniano-cartesiano)		Novo paradigma (holístico)	
Princípios		Princípios	
Separatividade	3. Matéria, vida e informação são assuntos separados no universo. Assim sendo, as estruturas materiais, vitais e programáticas do universo são objeto de ciências separadas: Física, Biologia e Ciências da Informação e Programática (ainda por definir).	*Não-separatividade*	3. Matéria, vida e informação são manifestações da mesma energia, provinda e inseparável do mesmo espaço. O universo é feito de sistemas; todos os sistemas são de natureza energética, da mesma energia. Logo, quem conhece as leis da energia, conhece as leis de todos os sistemas físicos, biológicos e psíquicos.
Casualidade e determinismo	4. Todo o fenômeno tem uma causa; ele é efeito de uma causa. O efeito pode tornar-se causa, assim indefinidamente. Esta causalidade é linear. Nas mesmas circunstâncias, as mesmas causas produzem o mesmo efeito.	*Contradição e não contradição. A causalidade e paradoxos*	4. Há uma recursividade entre o efeito e causa ou inter-retroação. Existem também fenômenos acausais e vistos como paradoxais dentro da lógica formal clássica.
Conteúdo/Continente	5. O todo contém as partes mas não pode ser contido nestas.	*Holoprogramática*	5. Não somente as partes estão no todo, mas o todo está em todas as partes, como num holograma.

Antigo paradigma (newtoniano-cartesiano)		Novo paradigma (holístico)	
Princípios		Princípios	
Eliminação do sujeito	6. A verdade como objeto da investigação científica, independe da mente do sujeito.	*Integração do sujeito*	6. O conhecimento é produto de uma relação indissociável da mente do sujeito observador, do objeto observado e do processo de observação. As três variáveis são "feitas" da mesma energia. (princípio 2).
Absolutismo racional	7. A verdade só pode ser aceita se passar pelas sensações e pelo raciocínio lógico. (Este princípio está em contradição, com o de n.º 6.)	*Relativismo consciencial*	7. A vivência (V) da Realidade (R) é função (F) do estado de consciência (EC) em que se encontra o sujeito. VR = f(EC)

Convém lembrar aqui a existência dos dois hemisférios cerebrais, cada um com funções diferentes: no cérebro direito predominam a intuição, a criatividade, a sinergia, a síntese, a visão global; o cérebro esquerdo é mais racional, analítico, conceitual e por isso mesmo dualista. O antigo paradigma está evidentemente ligado a esse último hemisfério, enquanto o novo paradigma leva em conta os dois hemisférios, com apoio no corpo caloso, responsável pela sinergia entre eles.

A metodologia de pesquisa está profunda e evidentemente impregnada desses paradigmas. Enquanto no paradigma moderno os princípios metodológicos são bastante conhecidos, no caso do paradigma holístico a metodologia está sendo elaborada à medida que os seus princípios se esclarecem. Mesmo assim, podemos fazer aqui uma tentativa de um quadro sinótico comparativo entre a metodologia correspondente ao antigo paradigma e o que poderá ser a metologia correspondente ao paradigma holístico.

Metodologia segundo o antigo paradigma		Metodologia holística	
Princípios	Método	Princípio	Método
Objetividade científica disjunção sujeito-objeto.	O observador e experimentador, como conhecedor, deve estar excluído do processo de conhecimento e desligado do objeto de conhecimento[12].	*Reconhecimento objetivo da subjetividade do conhecimento*	Reintegração do sujeito observador no processo de observação. "Autocrítica do sujeito. O sujeito 'conhecedor' se torna objeto de 'conhecimento' ao mesmo tempo que permanece como sujeito."
Racionalismo científico	Uso predominante do raciocínio e da percepção pelos cinco sentidos do mundo "exterior".	*Participação do ser na sua inteireza*	Uso da sensação, do sentimento, da razão e da intuição.
Lógica formal de não contradição	A lógica que permitiu os progressos da ciência no plano da macrofísica.	*Integração da contradição e da não contradição*	Uma nova lógica, tal como a de Lupasco, integra as contradições dos paradoxos.
Eliminação do não quantificável	Só se considera como processo científico o que lida com o que é quantificável.	*Uso do quantificável e do não quantificável.*	Integração do qualitativo ao quantificável.
Desligamento da Ética	As pesquisas científicas e tecnológicas são colocadas a serviço de organismos destrutivos.	*O conhecimento a serviço dos valores éticos*	Reintegração dos altos valores éticos; introdução do conceito de bioética na ciência.
Educação para uso do hemisfério esquerdo	Todo o sistema educacional prepara as gerações para o uso do intelecto.	*Equilíbrio inter-hemisférico*	Todo o sistema nervoso, assim como a circulação de energia, são estimulados no processo de descoberta do Real.

Metodologia segundo o antigo paradigma		Metodologia holística	
Princípio	Método	Princípio	Método
Predomínio do pensamento eurocentrado	Rejeição das metodologias orientais e do hemisfério Sul.	*Equilíbrio entre metodologias Leste-Oeste e Norte-Sul*	Os dados das sabedorias orientais e do sul do hemisfério podem ser considerados como hipóteses científicas a serem verificadas experimentalmente.
Formação de especialidades independentes	Múlti e pluridisciplinaridade	*Procura de axiomática comum entre as disciplinas*	Inter e transdisciplinaridade

3. Em direção a um axiomática da transdisciplinaridade

O último aspecto assinalado como característico da metodologia dentro do paradigma holístico é o da interdisciplinaridade e a transdisciplinaridade. Já tratamos desses assuntos na primeira parte desse trabalho.

Convém, no entanto, lembrar que a múlti e a pluridisciplinaridade consistem na justaposição de várias disciplinas sem conexão entre elas ou apenas com relação de vizinhança, no caso da pluridisciplinaridade; a interdisciplinaridade implica um esforço de comunicação e de procura de uma axiomática comum.

A transdisciplinaridade, por sua vez, é o resultado desse esforço, existindo uma axiomática já definida ou, por vezes, subjacente.

Assim sendo, por enquanto podemos fazer uma primeira tentativa, meramente especulativa, de definir os axiomas comuns entre ciência e filosofia modernas de um lado, e das tradições espirituais de outro lado, dentro do espírito preconizado pelas declarações de Veneza e de Paris já citadas. Ao fazê-lo, abrimos caminho para a discussão da nova transdisciplinaridade.

Vamos agora definir com mais profundidade alguns axiomas que norteiam a visão holística.

4. A holodinâmica do Ser

Nos nosso trabalhos anteriores já citados acima, temos adotado o conceito de "Ser" em maiúscula, para indicar, no sentido de Heidegger[20] (*das Sein*), uma visão do real, essencialmente aberta e que não pode ser reduzida a nenhuma "coisa", ou "essência", ou mesmo a um "elemento" determinado.

O Ser possui o que chamamos de "holodinâmica", apresentado sua condição de existência sob três aspectos potenciais inseparáveis, como triunidade:

1. A abertura ou caráter aberto da "*holoespacialidade*". É o que os tibetanos chamam de "*gshi*", ou espaço primordial, que não é vazio.

2. Esse espaço primordial emite uma "*holorradiação*" que se distribui em campos de irradiação, cada um com sua freqüência luminosa.

3. Para o Ser passar a existir, a holorradiação carrega consigo uma qualidade inteligente que "contém" o *potencial da "holoprogramação"* do que chamamos de Existência e que é garantia de conhecimento.

O grande mistério é a passagem, por meio dessa holodinâmica, do Ser para a existência de "seres" que se percebem separados do "não-ser", isto é, do universo, numa relação sujeito-objeto, numa ilusão dualística.

A esta passagem do mundo absoluto ao mundo relativo e vice-versa, isto é, de desdobramento e recolhimento, de involução e evolução, é que David Bohm deu o nome de "holomovimento".

A seguir, o leitor encontrará alguns princípios que emanam tanto da pesquisa científica atual como de especulações oriundas de autores holísticos contemporâneos, princípios esses que contribuem para delinear o novo paradigma holístico emergente.

Eles vêm reforçar o nosso *Novo Vocabulário Holístico*, que estará ao alcance do leitor, caso queira uma leitura mais proveitosa deste pequeno trabalho.

5. A vivência do real pelo sujeito é função do estado de consciência em que ele se encontra

Se retomarmos o conjunto indissociável, conhecedor, conhecimento e conhecido, podemos emitir uma lei: a vivência do conhecido pelo conhecedor depende do nível de consciência ou de conhecimento em que ele se encontra.

Nós resumimos, há quinze anos, essa lei[35] numa fórmula:

$$VR = f(EC)$$

A Vivência da Realidade (VR) é função (f) do Estado de Consciência (EC)[35].

Inspirada num texto sânscrito, e bastante conhecida da ioga[36], essa fórmula nos parece hoje uma das chaves fundamentais para a compreensão da epistemologia e das relações entre o conhecedor, o conhecimento e o conhecido, isto é, entre o sujeito, o conhecimento e objeto de conhecimento.

Lembremos os quatro principais estados de consciência, aceitos geralmente pela psicologia transpessoal:

Primeiro estado: É o da consciência de vigília, em que predominam o raciocínio lógico e as sensações físicas. Nele, o sistema físico da energia densa, isto é, da matéria, é vivenciado por intermédio do sistema físico e psíquico do conhecedor como sendo sólido e permanente.

A ciência do paradigma newtoniano-cartesiano é inteiramente fundamentada neste estado de consciência e só aceita este tipo de realidade.

Nesse estado de consciência, a separação entre sujeito, conhecimento e objeto é a sua característica epistemológica principal. Disso decorre o princípio de "objetividade" científica.

A fronteira entre o sujeito e o objeto é vista, como afirmava Freud, como sendo a pele.

Essa visão do mundo tem conseqüências bastante significativas tanto no nível do sujeito como no do conhecimento e do objeto.

No *nível do sujeito*, por causa justamente dessa separação dualista, desenvolvem-se fatores emocionais destrutivos das relações do sujeito com seu semelhante e com a natureza. Ele se torna apegado e possessivo a tudo que percebe como prazer; torna-se deprimido diante da perda ou desenvolve o medo de perder o objeto (coisa, pessoa ou idéia); rejeita, sente raiva ou ódio de tudo o que o ameaça com dor ou sofrimento; fica indiferente e nem percebe mais o que não lhe causa prazer ou dor.

A fonte do prazer, da dor e da indiferença é vista como externa. O sujeito fragmenta-se e entra em conflito com o que é percebido como sendo as "suas" partes, isto é, seu corpo e sensações, seus sentimentos, sua razão e sua intuição.

No *nível do conhecimento*, este se fragmenta também em ciência, arte, filosofia e religião. E cada um desses ramos se subdivide em disciplinas cada vez mais numerosas e fragmentadas, o que produz milhares de ramos diferentes do conhecimento.

No *nível do objeto*, por causa do uso fragmentado e indiscriminado da sua tecnologia, o ser humano, como sujeito, está prejudicando a vida sob todas as suas formas, desintegrando a matéria e interferindo nos próprios programas e na informática do universo.

Em resumo, o homem atua e modifica as três manifestações da energia: matéria, vida e informação.

Neste estado, o cérebro produz ondas eletroencefalográficas Beta.

Segundo estado: É o estado de consciência conhecido como hipnagógico e onírico, sendo que o primeiro corresponde ao de relaxamente profundo e constitui a porta de entrada para o segundo.

Nesse estado predominam as funções intuitivas, a criatividade, a imaginação e os sentimentos e emoções de toda ordem. Além disso, aparecem as funções PSI identificadas pelo casal Rhine, da Universidade de Duke, com dois subfatores: o de percepção extra-sensorial (PES) e de psicocinésia (PK).

Aqui, a realidade vivenciada é a do mundo psíquico. O sistema psíquico da pessoa está "em contato" com o sistema psíquico de todos os seres viventes intra ou extracorpóreos e com o campo informacional do universo.

As ciências ligadas a esse estado são, entre outras, a heurística, a parapsicologia, a onirtologia, as tecnologias chamadas de "controle mental", a psicanálise freudiana, a análise junguiana, a hipnologia, a sofrologia, a mitologia e a simbologia.

Nesse estado continua a separação conhecedor, conhecimento e conhecido, sob forma do criador, da criação e do criado, no caso do estado hipnagógico; e do sonhador, do sonho e da cena sonhada, no caso do sonho propriamente dito.

Logo, permanece a percepção dualista sujeito-objeto.

No entanto, a separação sujeito-objeto não é mais vista como sendo a pele do sujeito, como no caso do primeiro estado. Aqui, há situações em que não há mais fronteira nenhuma; com a ausência do mundo, das sensações do corpo físico. Existem inúmeros testemunhos de situações extracorpóreas, de visão do corpo físico como sendo exterior, de "viagens à distância" confirmadas por verificações posteriores.

Vejamos agora, resumidamente, como se configura cada parte do processo do conhecimento: sujeito, conhecimento e objeto de conhecimento.

No *nível do sujeito*, ele é o sonhador. Ora, o sonhador é, ele próprio, um sonho, uma espécie de miragem, de ilusão. No sonho comum, o sujeito está convencido da sua existência como tal. No sonho lúcido, porém, como é desenvolvido por metodologias da Yoga tibetana do sonho, o sujeito tem a oportunidade de se dar conta deste fato, por experiência própria.

No *nível do conhecimento*, ele é o próprio sonho. Ora, o que é um sonho? O sonho corriqueiro é a volta de engramas mnemônicos. Ele é feito de impressões sensoriais e de memórias de raciocínios lógicos, de sentimentos e emoções. Estas voltam e se aplicam ao objeto do sonho.

No *nível do objeto*, o material do sonho é feito desses engramas mnemônicos dos quais acabamos de falar. Assim sendo, o sonho constitui uma situação paradoxal na qual a mente, como sujeito, olha a si mesma como objeto. Neste segundo estado, as ondas eletroencefalográficas são mais lentas, de características Alfa e Teta, e pela presença de reflexo óculo-motor.

Terceiro estado: Trata-se do estado conhecido como o de sono profundo, sem sonho, e que se traduz, fisiologicamente, tanto por ondas Delta, extremamente lentas, como pela ausência de reflexo óculo-motor.

Tal como no estado anterior esse se traduz pela ausência de contato com o mundo físico; além disso, esse estado está cortado do mundo psíquico. A mente se encontra no seu estado original, primordial.

Para os que praticam o sono lúcido, é nesse estado que aparece o que os tibetanos chamam de "clara luz", que afirmam ser a experiência da natureza primordial do espírito; ela aparece também na passagem de estado de consciência de vigília ao segundo e terceiro estados, com o desligamento do corpo físico, ao qual chamamos de morte. Treinar essa passagem em meditação e no sonho lúcido consiste em se preparar de modo bem-sucedido para ela. "Bem-sucedido" significa passar para o quarto estado, ou estado transpessoal.

Em princípio, nesse estado já não existe mais separação dualista.

As ciências e tecnologias que estudam o terceiro estado e o provocam experimentalmente são a sofrologia, a hipnologia, a tanatologia e a psicologia transpessoal. Esta última nos leva a abordar o quarto estado.

Quarto estado: É conhecido em todas as culturas, épocas e tradições espirituais, sob nomes diferentes. Só recentemente, através da psicologia transpessoal e também da antropologia cultural das religiões, é que ele tem sido levado a sério, em parte, pelo mundo científico.

Nesse estado inexiste a separação entre sujeito, conhecimento e objeto. Nirvana (ioga budista indiana), satori (Japão), samadhi (ioga hinduísta), devekuth (judaísmo hassídico), reino do Céu (cristianismo), Nefs-i-Kamile (Islã), Tao (Taoísmo) e, na modernidade, consciência cósmica, experiência transcendental, vivência ou estado transpessoal, são, entre outras, expressões que traduzem o quarto estado de ser.

Do ponto de vista fisiológico, aqui costumam ser registradas ondas mais lentas, Delta, as mesmas do terceiro estado. No entanto, com os olhos abertos e com plena lucidez. Por isso, esse estado denomina-se supraconsciência.

É um estado que transcede os limites do espaço-tempo e que se caracteriza pela onisciência e por um amor infinito. Diante dos estudos da psicologia transpessoal, não se pode mais colocar em dúvida sua existência.

A psicologia transpessoal é a ciência que estuda esse estado, embora o seu enfoque seja obrigatoriamente inter e transdisciplinar, incluindo as contribuições da arte, da filosofia, das tradições espirituais, sem contar as das ciências.

O verdadeiro estado transpessoal é de natureza holística, pois abrange o mundo relativo e dualista pessoal, e o estado absoluto transpessoal, eliminando a última dualidade. O mundo, "exterior" e "interior", é visto ao mesmo tempo como energia, como luz e na sua forma de matéria sólida.

Assim sendo, os princípios que iremos enunciar a seguir, expressam a visão holística e levam em conta tanto as hipóteses advindas das descobertas mais recentes da ciência, quanto das descrições da vivência transpessoal por seres privilegiados.

O primeiro axioma se refere a uma tese não fragmentada da energia.

6. Princípio não fragmentado da energia: a holorradiação

É antiga a idéia de que tudo no universo é constituído ou é a expressão da mesma força ou energia. Essa energia era conhecida por diferentes nomes segundo as tradições espirituais: *prana*, em sânscrito, *rlung* em tibetano, *ruach*, em hebraico, *pneuma*, em grego, *espiritus*, em latim. Autores contemporâneos também a designam com nomes diversos: *libido*, de Freud e Jung, *élan vital*, de Bergson, *orgone*, de Wilhelm Reich.

A descoberta da física quântica, segundo a qual a matéria é luz, e uma partícula subatômica é, ao mesmo tempo, energia, forneceu a base científica para um princípio não fragmentado da energia.

Segundo esse princípio, matéria, vida e consciência são inseparáveis e constituídas da mesma energia.
O espaço seria o potencial dessa energia e inseparável dela. Como já foi dito acima, a holorradiação, provinda e inseparável da holoespacialidade, gera uma holoprogramação de tudo o que irá se manifestar sob forma de existência.
O homem e a sociedade também se manifestam sob a forma da tríade matéria-vida-consciência, como já comentamos na parte I. Seis ciências de base se constituíram em torno dessa tríade, da seguinte forma:

	Ciência correspondente ao nível energético		
Natureza	Física (Matéria)	Biologia (Vida)	Cibernética (Informação-Programação)
Homem	Anatomia (Corpo)	Fisiologia (Vida)	Psicologia (Mente)
Sociedade	Economia (Bens)	Sociologia (Vida Social)	Antropologia (Cultura)

Smuts foi o primeiro, ao nosso conhecimento, a integrar numa só teoria as forças material, vital e psíquica. A teoria geral dos sistemas, a sistemalogia de Lupasco e o paradigma de complexidade de Edgar Morin[16] vão na mesma direção.
Graças a esse princípio, foi-nos possível classificar os diferentes problemas da atualidade de forma racional e seqüencial, o que chamamos de "Roda da Destruição" (ver Figura 1).
A experiência nos mostra que a roda da destruição e as seguintes constituem um excelente roteiro explicativo da gênese da destruição da vida no planeta, assim como das soluções que podem existir no plano da ecologia pessoal, da ecologia social e da psicologia planetária (ver Roda da Vida, Figura 2, e Arte de Viver em Paz, Figura 3.)

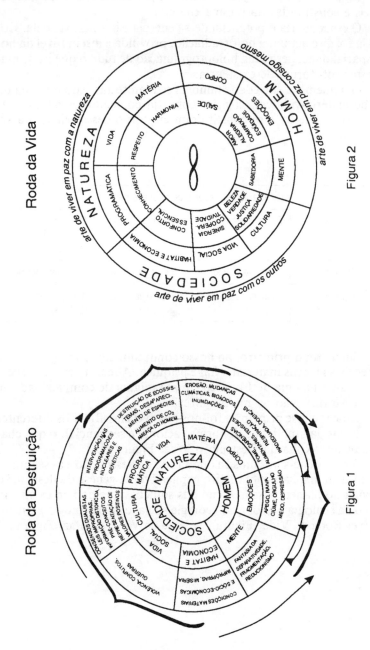

A arte de viver em paz

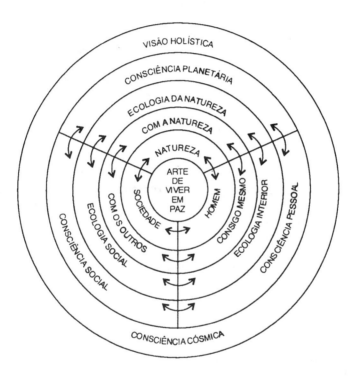

Figura 3

7. A identidade entre conhecedor, conhecimento e conhecido

Como mostra mais particularmente Edgard Morin, o sujeito, ou conhecedor, tem sido praticamente escamoteado no processo de investigação científica, onde precisa ser reintroduzido. Essa escotomização faz parte da tradição científica convencionalmente rotulada de "objetividade". Por muito tempo, e até hoje, em muitos ambientes de pesquisa, acredita-se nesse conceito. Há autores, como J. Fourastie[18], que se perguntam por que o espírito de objetividade não penetrou, genericamente, na consciência popular.

Não há dúvida de que o método experimental é responsável por inúmeras descobertas e que suas aplicações tecnológicas têm resultado em grandes benefícios para a nossa humanidade. Mas é verdade, também, que certos aspectos destrutivos do uso da tecnologia e mesmo da pesquisa científica estão ameaçando a vida no planeta.

Mostramos que o processo destrutivo começa com uma ilusão de ótica, uma miragem que intitulamos de "fantasia da separatividade". A separatividade dualística sujeito-objeto é resultante dos cinco sentidos do homem e tem, ao que tudo indica, sua origem na mente do próprio homem. O espaço não tem fronteiras. Quem cria tais fronteiras é a mente humana. É nessas fronteiras que nascem os conflitos, a começar pelos conflitos entre o homem e a sociedade e entre o homem e a natureza.

É verdade que a distinção entre sujeito e objeto tem sua função, que é proteger a sobrevivência do sujeito como tal. Mas isso é apenas um nível de realidade, o nível relativo. Nesse nível é impossível alcançar o Real, pois dele fazem parte tanto o sujeito quanto o objeto e o processo de conhecimento.

Podemos então perguntar como o sujeito pode conhecer um objeto através de um processo de conhecimento, se todas as três "instâncias" são o próprio Real? Pode um sujeito conhecer o Real, se ele mesmo é o próprio Real? Como pode uma onda conhecer o mar se ela mesma *é* o mar?

Tudo indica que somos como ondas à procura do mar, quando queremos conhecer o Real.

A visão holística consiste em aceitar as duas verdades como partes da mesma realidade: a verdade relativa da existência do sujeito e do objeto, do conhecedor, do conhecido e do conhecimento, e a verdade absoluta da identidade entre sujeito e objeto. A integração da identidade e da não identidade, da contradição e da não contradição implica uma nova lógica que ultrapassa a lógica formal da não contradição, da qual a ciência até hoje está compenetrada.

Essa nova visão traz conseqüências epistemológicas bastante perturbadoras para a nossa lógica de não contradição. Ela envolve mais particularmente conceitos novos, entre outros, os que chamamos de holognósis, holopoiésis e holofagia. Examinaremos a seguir esses conceitos. Os três princípios estão intimamente ligados a um princípio geral holográfico e holoprogramático; é o que vamos expor em primeiro lugar.

8. O princípio holográfico e a holoprogramática

Há milênios existe em todas as grandes tradições um princípio segundo o qual "o que está em cima, está em baixo" e também "o microcosmo reproduz o macrocosmo".

Por outro lado, a experiência transpessoal descrita pela psicologia transpessoal tem como uma das suas manifestações essenciais uma vivência segundo a qual o todo está em todas as partes.

Uma descoberta recente tende a confirmar, no plano da física, essas afirmações e vivências: o holograma.

O holograma é uma chapa fotográfica que, por meio de um sistema de *laser*, reproduz um objeto ou pessoa em três dimensões, no espaço. Se cortarmos essa chapa em duas ou em quatro, obteremos duas ou quatro reproduções do conjunto. A informação do conjunto encontra-se em todas as partes.

Tal princípio levou o neurologista Pribam a enunciar uma teoria holográfica do cérebro; ele seria um holograma em que a informação do todo estaria distribuída em todos os lugares. David Bohm emite a teoria segundo a qual o próprio universo seria um vasto holograma. No plano genético encontramos a totalidade da informação em todas as nossas células. Cortando um embrião de cavalo em quatro, obtém-se quatro cavalos vivos.

O mesmo pode-se dizer da nossa sociedade, pois se encontra em todos os espíritos humanos através da informação cultural. Podemos ainda afirmar, como faz Edgard Morin ao enunciar o princípio holográfico que ele endossa inteiramente, que "o mundo está em nosso espírito, o qual está no nosso mundo". O nosso espírito-cérebro "produz" o mundo que produziu o "espírito-cérebro".

Isso nos leva a uma teoria não fragmentada da informação que seria comum ao mundo da matéria, da vida e dos programas. Além da Física e da Biologia, falta uma ciência que agrupe o estudo interdisciplinar dos programas e da informação no nível da matéria, da vida e dos seres inteligentes, mais particularmente do homem. Uma ciência que compararia as leis e a informação que regem a microestrutura e a macroestrutura do universo físico, a biogenética, a psicologia animal e humana, assim como a antropologia cultural.

Seria o estudo do que chamamos de "holoprogramação". Poderíamos chamar esta nova ciência de "Holoprogramática".

A holoprogramática cuidaria do estudo da holocibernética ou computação, da holoinformática e da holocomunicação. Seria o que chamamos, há quinze anos, de "cosmopsicologia".

A holoprogramática implica um axioma sobre a inteligência da natureza que vamos abordar a seguir.

9. A natureza da inteligência é a inteligência da natureza

Vamos agora apresentar os elementos essenciais de uma teoria holística da natureza da inteligência. Segundo essa teoria, a natureza da inteligência confunde-se com a inteligência da natureza.

Em outras palavras, mesmo que, de um lado, possamos falar de uma inteligência humana ou animal e, de outro, de informação, programas e comunicação dessa informação no plano genético e subatômico, esses termos encobrem tão-só manifestações diferentes em planos diversos de uma mesma essência.

É uma teoria que inclui a inteligência artificial, como manifestação e extensão instrumentalizada da própria inteligência na sua forma humana.

Queremos fazer de antemão uma ressalva: a comunicação deste axioma inscreve-se em um contexto cultural e científico onde a inteligência é reservada ao ser humano e talvez a alguns animais; isso torna difícil admitir a veracidade do axioma que propomos aqui. Ora, a visão holística, expressão de um novo paradigma não fragmentário e não dualista, impede-nos de separar a inteligência da vida e da matéria ou separá-la das emoções e do corpo humanos.

Vamos agora voltar aos axiomas segundo os quais o sujeito, o conhecimento e o objeto são constituídos da mesma energia. Energia essa que se manifesta sob forma de matéria, de vida e de programa.

Já mostramos um quadro sinóptico dessa trilogia triunitária. Ela não só se reencontra no plano do homem e da sociedade, como fecunda disciplinas separadas, pois poucos são os que, no antigo paradigma e ainda hoje, se deram conta da inter-relação energética entre as partes em jogo.

As correspondências da matéria na natureza e no corpo físico do homem são bastante evidentes, já que o segundo é inteiramente composto de elementos (ou eventos, dentro da linguagem do paradigma holístico) da matéria. Também é evidente a correspondência entre a matéria e o corpo humano, de um lado, e a economia que, de outro, cuida essencialmente da manutenção e proteção dos corpos humanos, provendo-nos do hábitat, da alimentação do conforto material por meio da exploração da matéria, principalmente do planeta.

Do mesmo modo, ocorre a correspondência entre a vida da natureza e a vida do homem, entre a vida social e política, indo das relações interpessoais às organizacionais, nacionais e internacionais, passando pela vida familiar.

Menos óbvia é a não separatividade entre a mente humana e o seu equivalente na natureza, que são os programas nucleares e genéticos, assim como as leis que regem o universo. Podemos também perguntar quais as relações entre a mente individual e as outras mentes individuais, assim como os programas, a informação e os valores próprios de cada cultura, sem falar do inconsciente coletivo. E, mais recentemente, com o aparecimento da informática, qual a relação entre a inteligência do homem e os artefatos de inteligência artificial criados por ele?

A hipótese que estamos levantando no presente trabalho é a seguinte: da mesma forma que há identidade entre matéria e vida dentro e fora do ser humano, também há identidade entre a mente humana e seu equivalente na sociedade e na natureza.

É essa hipótese que vamos examinar a seguir.

10. Exame da hipótese da não separatividade da mente individual e do seu equivalente social e universal

Segundo o princípio 3 de não separatividade, subjacente ao novo paradigma holístico, todos os sistemas são manifestações da mesma energia, isto é, dos sistemas físicos, biológicos e psíquicos. Segundo esse princípio, matéria, vida e mente são manifestações da mesma força.

A teoria dos campos morfogenéticos de Sheldrake[34], se confirmada, dará um respaldo apreciável ao presente axioma. Segundo ela, esses campos seriam responsáveis pela gênese ou formação de todas as formas da natureza. Ela permite ultrapassar a visão mecanicista da Biologia, segundo a qual o todo seria a simples soma das partes. Nesta nova visão, o todo biológico é mais do que as partes, já que inclui campos invisíveis responsáveis pela feição de formas. É uma teoria holística.

A teoria dá também uma explicação do funcionamento desse processo sob forma de tese: a ressonância mórfica. A teoria diz que coisas semelhantes são afetadas por coisas semelhantes anteriores. Assim, por exemplo, a forma de cristais precedentes afeta a formação de cristais posteriores.

O mesmo ocorreria com o comportamento animal. Haveria, por exemplo, uma influência direta de aprendizagem de novos truques por ratos sobre a rapidez de aprendizagem de outros ratos de qualquer parte do mundo. Segundo o autor, já há provas experimentais suficientes desse fato.

A ressonância mórfica seria também uma explicação para os processos mnemônicos. A memória não precisa ser necessariamente armazenada no cérebro. A teoria holográfica do cérebro de Karl Pribam tende a confirmar isso. A memória, de fato, não se encontra em lugar nenhum e parece estar em toda parte.

Sheldrake, como eu mesmo, faz a comparação entre a relação dos campos morfogenéticos e da ressonância morfogenética com o cérebro, com a relação de um programa de televisão. Se o mecanismo de um canal estiver estragado e só funcionar o outro canal, isso não significa que o programa será armazenado no aparelho de tevê; sabemos que continuará "no ar" já que outros aparelhos o captarão. Do mesmo modo, se uma memória desapareceu porque houve uma lesão cerebral da região correspondente, isso não quer dizer que a memória estivesse armazenada nessa parte do cérebro. Não há nenhuma prova conclusiva das teses mecanicistas segundo as quais a memória seria depositada nas sinapses nervosas ou no RNA. Mais experiências são necessárias a respeito das duas teses.

A ressonância mórfica vem também apoiar a tese do inconsciente coletivo de Jung e dos arquétipos. Seriam o resultado da sintonia de inúmeras memórias da humanidade, por ressonância mórfica, do que ocorreu no passado.

Os hábitos do universo, aos quais chamamos de "leis" da natureza, estariam potencialmente presentes em toda parte. Assim, o passado influencia o presente.

A própria inteligência, segundo esse princípio, é de natureza energética. Não seria tolo, portanto, estabelecer uma cadeia relacional e mesmo de identidade, como a que segue:

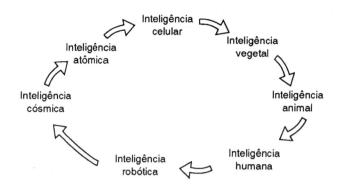

Em 1926, J. C. Smuts mostrava que uma força era responsável pela criação de conjuntos, desde o átomo, até o universo, passando pela célula, a pessoa e a sociedade. Ele chamou essa força de "holismo" e criou a palavra "holístico". Não será essa força de natureza psíquica?

Bergson já se perguntava "o que teria acontecido se a ciência moderna, em vez de partir das matemáticas para orientar-se em direção à mecânica, à astronomia, à física e à química, em vez de convergir todos os seus esforços no estudo da matéria, tivesse iniciado pelas considerações do espírito; se Kepler, Galileu e Newton, por exemplo, tivessem sido psicólogos. Com certeza teríamos uma psicologia da qual não podemos fazer idéia hoje, do mesmo modo que não se poderia imaginar, antes de Galileu, o que seria a nossa Física..."

Stephane Lupasco mostra uma dialética inerente à energia que nos leva à existência de três sistemas: o sistema da macrofísica, em que predomina a atualização do homogêneo e a potencialização do heterogêneo; o sistema biológico, em que acontece o oposto: o heterogêneo se atualiza e o homogêneo se potencializa; e, por fim, o mundo da microfísica e da psique, em que há um equilíbrio entre a potencialização e a atualização do homogêneo e do heterogêneo. Assim sendo, encontramos no âmago da matéria a mesma lei que se vê no pensamento. O próprio potencial de tudo o que existe e se atualiza seria a consciência; a propriedade do psiquismo humano seria a consciência da consciência.

Howard Odum[39] também unifica a informação interior à informação exterior numa teoria ecológica baseada na energia solar.

No nível das tradições espirituais essas idéias são bastante claras e o princípio da onisciência divina que se manifesta através do espírito, que também é oniciente, encontra-se em praticamente todas elas.

Por outro lado, as pesquisas da parapsicologia, no nível acadêmico e com metodologia de investigação científica respeitável, mostraram haver uma comunicação telepática entre seres vivos, uma percepção extra-sensorial que ultrapassa a fronteira da pele e um fator psicocinético de ação da mente sobre a matéria. Essas pesquisas confirmam o anedotário sobre os poderes psíquicos em todas as culturas. Margaret Mead, um pouco antes de morrer, dirigiu-se aos antropólogos nesse sentido, num prefácio para um tratado de parapsicologia.

Por todas essas razões, parece bastate plausível a afirmação de que há uma inteligência na natureza da qual a inteligência humana é uma das expressões. A inteligência artificial, ou robótica, não é somente um apêndice da inteligência humana, mas é uma ligação direta entre a mente humana e a lei binária ou mente do elétron.

11. Holognósis ou conhecimento do "todo" por si mesmo

Uma das propriedades do Ser ou do Real parece ser a de conhecer a si mesmo a todo instante, de se perceber através de uma holoscopia.

Isso decorre da observação do ser humano que, ao versar em direção a ele mesmo, toma consciência do seu próprio pensamento, dos seus sentimentos, das suas sensações e pulsões, assim como do próprio corpo. Muito mais, numa intuição direta ele se torna consciente da própria consciência.

Em estado meditativo, ele pode voltar ao que sempre foi, é e será o Ser, um espaço onde tudo se desenrola, de onde tudo provém e para onde tudo retorna.

Essa função de contemplar e conhecer a si mesmo não será justamente o reflexo ou mesmo a manifestação num plano microcósmico de uma propriedade muito maior, a de "autoconhecimento" do próprio Ser?

A mesma pergunta podemos fazer a respeito de dois seres que se observam e se conhecem. Se além de estarem separados, ou melhor, de serem percebidos reciprocamente como separados, nessa deformação ótica a que chamamos "fantasia da separatividade", eles se harmonizassem numa sinergia como a de dois amantes unidos pelo corpo, pela alma e pelo espírito, não estariam eles expressando holognósis, fruto primeiro de uma heterognósis e de uma heteroscopia? Como já dissemos, a holoscopia se expressa no plano individual dualista por uma heteroscopia. Um ser olhando o outro não será o Ser olhando a si mesmo?

Assim sendo, tanto do ponto de vista da auto (*scopia/gnosis*) como o da hetero (*scopia/gnosis*), podemos formular a hipótese de que são expressões interiores e interpessoais de uma propriedade do universo, ou do cosmo, ou do Ser, a que chamamos de Holoscopia e Holognósis.

Mas a visão holística abrange e integra holoscopia, autoscopia e heteroscopia, holognósis, autognósis e heterognósis, transcendendo essas oposições aparentes.

12. Holopoiésis ou capacidade do "todo" de gerar a si mesmo

Continuando a aplicar o princípio holográfico, segundo o qual o programa de todo se encontra em todas as partes, podemos observar nas partes vivas do universo que elas constituem organismos com duas características essenciais: são autônomas e têm a propriedade de autoprodução. Os biólogos chamam a esse último fenômeno de "autopoiésis" (do grego *poiein*: fazer). Como mostram Maturana e Varela[15], pode-se definir o fenômeno biológico como todo fenômeno que "envolve a autopoiésis de pelo menos um ser vivo".

Embora seja bastante evidente essa individualidade autopoiética, não podemos também ignorar que existe, como mostra Edgard Morin, um "paradigma eco-organizacional", no qual temos que conceber uma entidade uni-dual auto-eco. Eis porque Arthur Koestler[17] forjou a palavra "Holon" (de *holos*: o todo + *ontos*: o indivíduo) para significar que o *autos* é ao mesmo tempo parte de *oikos*, ou de um todo maior.

Cada holon possui dupla tendência de conservar e de afirmar a sua individualidade como totalidade quase autônoma e de funcionar como parte integrada de um totalidade mais vasta.

Essa fronteira biológica criada pelo conceito restrito de autopoiésis revela-se bastante frágil se for aceita a hipótese Gaia, segundo a qual o planeta Terra seria um organismo vivo, e levando-se em consideração trabalhos como o de Norel, que tendem a mostrar que a vida em potencial já existe na própria matéria.

Assim, autopoiésis, ou autogeração e auto-organização, pode ser também a propriedade de conjuntos maiores como os sistemas planetários e o próprio universo. Através do Big Bang e do caldo de uma enorme espiral holopoiética, surgiu hologramaticamente o potencial de incontáveis espirais autopoiéticas. Seria prematuro enunciar um princípio segundo o qual a autopoiésis reproduz holograficamente a holopoiésis?

13. Holofagia ou reabsorção do "todo" nele mesmo

O que chamamos de morte no plano físico não é nada mais do que uma transformação de materiais. O velho princípio de Lavoisier está presente: "No universo nada se cria, nada se perde, tudo se transforma".

Desse processo de transformação faz parte uma cadeia natural que faz com que a vida implique a morte, ou melhor, que a vida implique uma heterofagia constante. Uma cadeia ecológica mantém a vida dos indivíduos às expensas da existência de outras individualidades.

Assim sendo, as plantas se alimentam a partir do mundo mineral, os animais herbívoros se alimentam do mundo vegetal e os animais carnívoros absorvem o mundo animal. Conforme a sua orientação filosófico-alimentar, o homem se alimenta de um ou dos dois mundos, sem contar o mineral.

É interessante o elemento efetivo que acompanha a heterofagia. Comer é acompanhado de prazer; um prazer sensual que garante a segurança do corpo, pois permite o seu abastecimento e a regeneração das suas células.

É um prazer equivalente ao prazer sexual, que garante a conservação da espécie. Enquanto o prazer alimentar é um estímulo à conservação do indivíduo, o prazer sexual propicia a sobrevivência da espécie através da reprodução.

Aliás, a fecundação implica também a morte de milhões de espermatozóides, que também são indivíduos vivos. A própria fecundação consiste no desaparecimento da individualidade de um espermatozóide e de um óvulo, e na absorção do primeiro pelo segundo visando formar um novo indivíduo.

Holopoiésis e holofagia são dois processos ao mesmo tempo opostos e complementares e fazem parte de um ciclo natural ligado à dupla inseparável de negentropia-entropia, heterogeneização-homogeneização, que garante, no nível relativo, o ciclo constante descrito na tradição iógue, de emanação, manifestação e reabsorção. Não estará aí o processo pelo qual o Ser passa a existir sob forma de seres que, através da heteroscopia e heterognósis, garantem a holoscopia e holognosia de si mesmo?

E o que assegura esse ciclo, em última instância, não será a afetividade da qual falamos há pouco?

Eis, por conseguinte, o próximo princípio que vamos examinar.

14. Holofilia ou amor do "todo" por todos os "todos" e por ele mesmo

Como acabamos de ver, a holofagia é acompanhada, no nível heterofágico, de prazer sensual, que assegura tanto a conservação do indivíduo como a da espécie. A segurança, como primeiro centro energético segundo a ioga, é reforçada pela sensualidade, característica do segundo centro energético.

A heterofilia que atrai indivíduos para a sua morte-transformação pode ser considerada como uma holofilia, um eros holístico que constitui a força indispensável para sua constante transformação existencial, ao holomovimento, como diria David Bohm[19].

E por que não introduzir aqui os trabalhos de Freud e de Jung sobre a sublimação da libido, a transformação dessa energia no nível do centro do coração do homem, centro de amor altruístico e, através desse amor, vivenciar, no êxtase transpessoal, a holofilia, como estado supremo no qual pode chegar um ser humano?

Não será essa a razão de ser suprema da humanidade e do homem? Não será essa a sua maior contribuição para a volta do mundo relativo ao mundo absoluto, permitindo-lhe viver de maneira mais plena, consciente e com a lucidez da sabedoria no mundo relativo?

Deixamos estas perguntas para a reflexão final do leitor.

Notas

1. Weil, P., *Holística: Uma nova visão e abordagem do Real*. São Paulo, Palas Athena, 1990.
2. Weil, P.,"O novo paradigma holístico", in Brandão, D. e Crema, R., *O novo paradigma holístico*. São Paulo, Summus Editorial, 1991., p. 14-55.
3. Weil, P., *A Neurose do Paraíso Perdido*. Rio de Janeiro, Espaço-Tempo, 1987.
4. Weil, P., *O Novo Vocabulário Holístico*. Rio de Janeiro, Espaço-Tempo, 1987.
5. Weil, P., "A abordagem Holística em Medicina", *Brasília Médica*. Vol. 2 - n.º 1-4, 1985. p. 5.
6. Weil, P., "Abordagem holística no campo da saúde". Brasília Médica. Vol. 28, 1991, pp. 21-26.
7. Weil, P., *A arte de Viver em Paz — Uma nova consciência da Paz*. Unesco, Paris, 1991 (Em francês, inglês e espanhol). No Brasil, São Paulo, Editora Gente, 1993.
8. Weil, P., *Organizações e tecnologias para o século XXI*. Rio de Janeiro, Rosa dos Tempos, 1991.
9. Smuts, J. C. *Holism and evolution*. (1926). Greenwood Press, Westport, Connecticut, 1973.

10. Thoenig, M., "A visão holística: Uma nova consciência para a humanidade" in *Visão Holística em Psicologia e Educação*. Brandão, D. e Crema, R., São Paulo, Summus Editorial, 1991, pp. 24-29.
11. Crema, R., *Introdução à Visão holística*. São Paulo, Summus Editorial, 1990.
12. Morin, E., *Science avec Conscience*. Paris, Fayard; 1982. Seuil, 1990, p. 249.
13. Morin, E., *ibid*, p. 177.
14. Weil, P., cf. 4, pp. 92-93.
15. Maturana, H. R. e Varela, F. J., *The Tree of Knowledge*. Boston-Londres, Shambhala, 1987, pp. 47-52.
16. Morin, E., *La Méthode II. La Vie de la Vie*. Paris, Seuil, 1980, p. 6.
17. Koestler, A., cf. 16, citação de Edgard Morin.
18. Fourastié, J., *Les Conditions de l'Esprit Scientifique*. Paris, Gallimard, 1966.
19. Bohm, D., *La Plenitude de l'Univers*. Paris, Ed. Rocher, 1987.
20. Heidegger, M., *L'Etre et le Temps*. Paris, Gallimard, 1964.
21. Lupasco, S., *Les Trois Matières*. Paris., Julliard, 1960.
22. Weil, P., "Teoria fundamental da Universidade Holística Internacional". Brasília, Funcipaz, 1990.
23. Cf. 3, pp. 115 e seg.
24. "A Declaração de Vancouver". Brasília, ICHI, 1991.
25. Cf. 3, p. 119 e seg.
26. Cf. 21, pp. 13.
27. Morin, E., *La Méthode 3. La Connaissance de la Connaissance*/1. Seuil, Paris, 1986, p. 22.
28. Cf. 16, pp. 184 e seg.
29. Cf. 27, p. 22.
30. Bergson, H. *Oeuvres Complètes*, Paris, PUF, 1970, p. 875.
31. Cf. 21, pp. 100-184.
32. Russel, T. e Puthoff, H., *Mind-Reach*. Introduction by Margaret Mead. Delacorte Press, 1977.
33. Krippner, S. "The holistic paradigm" *in* Abelardo Brenes. *Seeking the true meaning of peace*. University for Peace. San José, 1991, p. 244.
34. Sheldrake, R. "Ressonância Morfogenética", São Paulo, *Thot*, n.º 51, 1989, pp. 20-23 e *A New Science of Life*. Londres, Paladin, 1981.
35. Weil, P., *A Consciência Cósmica*. Petrópolis, Vozes, 1976.
36. Mundukaya Upanishad.
37. Weil, P. "Le Yoga du Rêve" *in La Revolution Transpersonelle des Rêves*. Ed. Thigamiste, Lavaur, 1988.
38. Weil, P., *A antologia do Êxtase*. São Paulo, Palas Athena. (No prelo.)
39. Odum, Howard T., "Self-Organization, Transformity and Information". *Science*. vol. 242 pp. 1132-1139.
40. Weil, P., *A Nova Ética*. Rio de Janeiro, Rosa dos Tempos, 1993.

Conclusão

RUMO A UMA METODOLOGIA DE PESQUISA TRANSDISCIPLINAR

Para que haja algum progresso na pesquisa transdisciplinar, parece-nos imprescindível aperfeiçoar a metodologia de pesquisa em vários planos, a saber:

1. Elaborar princípios de trabalho para as equipes interdisciplinares.
2. Formar as equipes interdisciplinares para uma atuação de alta qualidade ao aplicar esses princípios.
3. Definir as axiomáticas transdisciplinares dentro do novo paradigma holístico.

Vamos, a seguir, traçar as linhas gerais do que nos parece necessário para cada uma das etapas.

1. Princípio de trabalho interdisciplinar

Esses princípios decorrem de estudos e observações feitos ao longo das últimas décadas no que se refere aos obstáculos que impedem parcial ou completamente o trabalho interdisciplinar.

Podemos distinguir princípios de natureza lingüística, psicossociológicos, psicológicos (cognitivos, afetivos e conativos), metodológicos e transdisciplinares.

— *Princípio lingüístico*
Diante da complexidade dos vocabulários, quando não de jargões e gírias intradisciplinares, os participantes deverão fazer um esforço mútuo para simplificar ao máximo a linguagem, sem, no entanto, perder a precisão terminológica. O ideal seria elaborar previamente um léxico para o trabalho em foco.

– *Princípios psicossociológicos*
Para facilitar a comunicação e a elaboração de hipóteses de trabalho ou conclusões em grupo, é indispensável desenvolver uma cultura altamente participativa, onde a sinergia e a cooperação sejam realçadas ao máximo, e se faça um esforço recíproco para respeitar e compreender profundamente o ponto de vista de cada disciplina e do seu representante, assim como dos limites de cada disciplina.

– *Princípios psicológicos*
Do ponto de vista cognitivo, é muito importante que haja um conhecimento mínimo das outras disciplinas, assim como ter informações bem precisas sobre relações entre as disciplinas e a transdisciplinaridade e suas funções.

Do ponto de vista afetivo, os membros da equipe interdisciplinar precisam desenvolver características emocionais construtivas de uma relação harmoniosa, mais particularmente *a modéstia* de reconhecer os limites e às vezes o caráter reducionista da sua disciplina; *a empatia* ou a capacidade de se colocar no lugar do outro; *a paciência* de ouvir, principalmente opiniões contrárias às suas próprias; *a abertura*, ou a disposição para mudar de opinião; *a amizade* em relação a cada um dos membros da equipe.

Do ponto de vista conativo, isto é, da atuação efetiva, os participantes deverão se esforçar no sentido de dar a palavra e a oportunidade de expressão, de colaborar com idéias ou contribuições escritas ou bibliográficas.

– *Princípios metodológicos*
Estes princípios já foram expostos (ver quadro referente à metodologia holística). São os princípios que regem a abordagem holística do Real. Vamos apenas lembrá-los:

Subjetividade do conhecimento, participação do Ser na sua inteireza, integração da contradição e não contradição, uso do quantificável e do não quantificável, o conhecimento a serviço dos valores éticos, equilíbrio inter-hemisférico, equilíbrio entre metodologias Leste-Oeste e Norte-Sul e, enfim, busca de uma axiomática comum às disciplinas.

– *Princípios transdisciplinares*
O trabalho interdisciplinar, no enfoque presente, visa atingir uma transdisciplinaridade, isto é, descobrir os axiomas subjacentes às disciplinas e/ou às interdisciplinas em foco e em jogo.

O presente trabalho representa um esforço no sentido de fazer um primeiro levantamento da axiomática para uma transdisciplinaridade geral. Vamos lembrar os axiomas levantados:

Holodinâmica do Ser; Holorradiação ou princípio não fragmentado da energia; Vivência do Real como função do Estado de Consciência [VR = f(EC)]; Identidade entre conhecedor, conhecimento e conhecido; Não separatividade da mente individual e do seu equivalente social e universal; Holopoiésis ou capacidade do todo de gerar a si mesmo; Holofagia ou reabsorção do todo nele mesmo; Holofilia ou amor do todo por todos os "todos" e por ele mesmo. A esses axiomas podemos ainda acrescentar alguns expostos como princípios holísticos, a saber: hologramática, em que o todo está "compondo" todas as partes: não dualidade e não separatividade.

2. Formação das equipes interdisciplinares visando à transdisciplinaridade

Equipes interdisciplinares que têm por objetivo investigar os axiomas comuns às disciplinas e/ou as interdisciplinas precisam de um preparo bastante aprofundado no qual serão postos em prática os princípios dos quais acabamos de falar.

Esse preparo, a título de sugestão a ser experimentada, poderia seguir os seguintes passos sucessivos ou às vezes concomitantes:

1. Estudo: Visando o conhecimento, pelo menos teórico, dos seguintes aspectos:
— História da fragmentação do conhecimento.
— Análise dos efeitos da fragmentação no homem, na sociedade e na natureza.
— A mudança de paradigmas e o paradigma holístico.
— Da inter à transdisciplinaridade.

O presente trabalho e outros citados em bibliografia poderão servir de instrumentos para grupos de estudos.

2. Formação inter-relacional: A formação poderá ser feita em duas fases:
— Uma fase de treinamento intensivo com uma metodologia inspirada nos laboratórios de sensibilização à dinâmica de grupo, análise transacional, psicodrama, laboratório de sinergia, jogos empresariais, programação neurolingüística, treinamento em liderança de reuniões.
— Uma fase de intervenção direta de uma equipe composta de um ou vários observadores-interventores durante sessões reais interdisciplinares, oferecendo uma retroalimentação.

O objetivo dessa fase é o de reforçar o treinamento anterior e os conhecimentos da primeira fase, numa situação real.

3. *Acompanhamento* e análise periódica dos resultados: visando tomadas de decisões pelo grupo, no que se refere ao conteúdo da pesquisa e alcance dos seus objetivos.

Essa formação poderia ser reforçada para quem tiver disponibilidade de tempo, pela Formação Holística de Base da Universidade Holística Internacional de Brasília (Unipaz).

Caso este trabalho seja feito em universidades, junto a reitorias, é possível pensar em desenvolver uma estratégia de implantação de uma Cultura Organizacional Holística[1].

3. Definição da axiomática transdisciplinar para um novo paradigma holístico

O presente trabalho constitui um ensaio nesse sentido. Ele pode servir de base para aprofundar a questão dentro da estratégia que acabamos de propor.

Várias direções parecem-nos apresentar bastante interesse. Eis algumas que nos ocorrem:

— Reestudo deste trabalho por uma equipe interdisciplinar de alto nível, com a aplicação experimental da estratégia acima proposta, visando aperfeiçoar o presente texto.

— Aplicação paralela deste projeto em uma pequena universidade e, paralela ou posteriormente, em uma grande universidade.

— Estudo epistemológico de uma nova classificação das disciplinas, em que se leve em consideração o esforço do presente trabalho e de estudos anteriores feitos por outros autores e instituições.

— Comunicação do presente trabalho em congressos e conferências, tais como a Conferência Internacional de Reitores de Universidades para a Paz e Meio Ambiente a ser realizada em novembro de 1993, em Salvador, no IV Congresso Holístico Brasileiro.

— Levantamento bibliográfico de trabalhos e publicações transdisciplinares, visando um levantamento de axiomáticas e transdisciplinaridades específicas e também a constituição de um arquivo de casuística inter e transdisciplinar.

— Levantamento de axiomáticas de transdisciplinaridades específicas usando a mesma estratégia; pode-se pensar em campos específicos levantados, ou seja, Ciência com Ciência, Tradição com Tradição, Arte com Arte, Filosofia com Filosofia, Ciência e Tradição, etc. Também pode-se pensar em áreas específicas em que já existe um esforço interdisciplinar, como, por exemplo: Saúde, Farmácia, Educação, Cultura, Tecnologia, Direito, Política, Economia, Organismos, Ecologia, Agricultura, Comunicação Espacial, Parapsicologia, Psicologia Transpessoal.

Notas

1. Ver Weil, P. *Tecnologias e organizações para o século XXI. A nova Cultura Organizacional Holística*. Rio de Janeiro. Rosa dos Tempos, 1991, 3ª edição.

II
A transdisciplinaridade como acesso a uma história holística

Ubiratan D'Ambrosio

ÍNDICE

Introdução 81
A evolução do conhecimento 85
O programa etnomatemática 87
Preliminar da pré-história 93
Antiguidade 99
A expansão européia em direção aos impérios coloniais 109
O pensamento científico no Novo Mundo 111
Os movimentos de independência no Novo Mundo 113
O momento científico na transição do século XIX para o XX 115
A situação específica do Brasil 117

Até agora a Academia não considera a natureza mais que por parcelas. Nenhum sistema geral, com o risco de cair no inconveniente de sistemas precipitados pela impaciência do espírito humano, se acomoda fielmente, e assim, uma vez estabelecido, se opõem às verdades que se apresentam... Talvez chegará o momento em que se unirão em um corpo regular todos esses membros dispersos; e se são como se os deseja, se combinarão em certa forma por si mesmos. Diversas verdades separadas, quando o sejam em número elevado, oferecerão tão vivamente ao espírito suas relações e sua dependência mútua que quase parecerão que foram separados de forma violenta umas das outras. (B. De Fontenelle, Histoire de L'Académie des Sciences, *Paris, 1699, p. xix)*

INTRODUÇÃO

Não seria necessário tentar uma definição ou mesmo uma conceituação de História. Mais como um motivador para nossa discussão, vamos lembrar que Caldas Aulete no seu *Dicionário Contemporâneo da Língua Portuguesa*, 1959, traz no verbete "História" o seguinte: "Narração de acontecimentos e ações dignos de memória, cronologicamente dispostos". Somos, a partir dessa conceituação, levados a identificar fatos, nomes, lugares e datas, dispondo acontecimentos e ações em ordem cronológica, tudo impregnado de uma postura ideológica que nos determina se esses acontecimentos e ações são dignos de memória.

A postura ideológica é essencial na narrativa histórica, como é muito bem discutida no excelente ensaio historiográfico do importante islamista Bernard Lewis: *History: Remembered, Recovered, Invented*, Princeton University Press, Princeton, 1975, cujo título é, em si, uma explicação da importância dessa observação. É do próprio Lewis a afirmação de que "um dos objetivos básicos da historiografia é legitimar a autoridade" (p. 18).

A mera enumeração de fatos, nomes, lugares e datas, sem dúvida nenhuma um importante fator nos estudos de História, pode conduzir ao que chamaríamos de uma *História anedotária*, mais apropriada a um *Almanaque de fatos históricos*. Concordamos com a importância de fatos, nomes, lugares e datas ao se estudar a história. E embora a ideologia compareça de modo evidente na seleção desses componentes, concordamos em que a referência a fatos, nomes, lugares e datas pode ser de grande importância nas considerações de natureza histórica. No entanto, ao se estudar a História da humanidade, e em particular de sua evolução cultural, é muito importante que se entenda a ligação de fatos, muitas vezes sem relação aparente, e o seu encadeamento num contexto mais amplo, global, holístico, e não meramente discutindo o conhecimento das várias disciplinas.

O que vem a ser o conhecimento disciplinar? É um arranjo, organizado segundo critérios internos à própria disciplina, de um aglomerado de modos de explicar (saber), de manejar (fazer), de refletir, de prever, e dos conceitos e normas associados a esses modos. Cada disciplina ou cada saber setorial tem sua história; poderíamos então falar de uma história disciplinar da humanidade, por exemplo, história matemática da humanidade (não se usa essa nomenclatura; fala-se, sim, na história da matemática, como se Matemática fizesse sentido sem a humanidade!), ou história política da humanidade (como se fosse possível uma humanidade sem política!) ou de uma história da literatura (como se ler e escrever estivessem desligados e descompromissados do saber e fazer de todos). Ora, pode-se fazer a história de cada setor do saber, isto é, de cada disciplina, respeitando esse arranjo e procurando encadeá-lo segundo os critérios acima: fatos, nomes, lugares e datas. O caráter reducionista da própria conceituação disciplinar se manifesta na história assim concebida, a que chamamos de *história internalista* da disciplina em questão. Mas a compartamentalização disciplinar do conhecimento é algo extremamente limitador e sobretudo condicionador. O próprio estabelecimento de normas que permitem arranjar o conhecimento numa "ordem" disciplinar é algo que deixa de lado outras manifestações de conhecimento, justamente aquelas que não obedecem a essas normas. Metaforicamente ao estabelecer critérios para a entrada de certos indivíduos numa associação, ficarão excluídos aqueles outros que não satisfazem esses critérios. Ora, a definição dos critérios é um produto da vontade conjunta de certos indivíduos e, portanto, um produto social. O mesmo se dá no caso do conhecimento, que, cognitiva e historicamente, aparece como um todo. Como diz A. N. Whitehead: "O mundo real não se manifesta através de álgebra, geometria ou física, mas mostra-se no seu todo". Do mesmo modo, o homem e sua ação não se manifestam independentemente de seu entorno natural, social, cultural e emocional. A partir do século XIX desenvolveram-se histórias setoriais, naturalmente com objetivos ideológicos bem claros, e passou-se a falar em História Natural, em História Econômica, História Social e mesmo história de vários modos de conhecer, como História da Matemática, História da Medicina e outras, deixando, pouco a pouco, a História das Civilizações reduzida à Antiguidade mediterrânea. Essa compartamentalização, obviamente ideológica, conduziu a inúmeras distorções no pensar atual, particularmente a distorção disciplinar nas ciências, ao conflito homem e natureza, ao divórcio mente e corpo, à tensão e agressividade entre classes sociais e à rivalidade entre nações. Fertilizaram o campo para o florescimento da depredação ambiental, da decadência moral e interior, do desamor entre indivíduos e da guerra. Uma visão holística da história é um passo essencial para restabelecer a paz nas suas várias dimensões.

Admitindo-se que a fonte primeira de conhecimento é a realidade na qual estamos imersos, o conhecimento se manifesta de maneira total, holisticamente, e sem seguir qualquer esquema e estruturação disciplinar. A compartamentalização do conhecimento em "clubes" disciplinares se faz, naturalmente, obedecendo a critérios fixados *a priori* e, é claro, permitindo somente a "entrada" de certos conhecimentos e, conseqüentemente, admitindo a abordagem apenas de certos aspectos da realidade. Esse procedimento disciplinar provoca a perda da visão global da realidade. Daí nossa opção pelo transdisciplinar, indo além da organização interna de cada disciplina (cujo acúmulo atual de conhecimentos é inegável) e procurando os elos entre as peças que têm sido vistas isoladamente. Esse é um enfoque holístico. Não nos contentamos com aprofundar o conhecimento das partes, mas procuramos, da mesma maneira conhecer as ligações entre essas partes. Vamos além, pois num sentido de dualidade não reconhecemos maior ou menor essencialidade das partes ou dos elos[1]. O total é a essência. Daí nossa opção pelo enfoque transdisciplinar como acesso a uma história holística.

A crítica ao conhecimento disciplinar é algumas vezes ainda mais austera. Alguns críticos chegam a dizer que o conhecimento assim produzido, isto é, obedecendo às normas e restrições disciplinares, aproxima-se de uma obra de ficção, e destacam um caráter ficcionista na própria ciência moderna. O caráter ficcionista da ciência moderna refletiria, assim, estimulado por uma visão histórica estreita, uma ideologia. A seqüência descobrimentos, conquista, ciência moderna, impérios coloniais, tecnologia e toda a problemática referida como subdesenvolvimento são indicadores de uma inegável postura ideológica.

Isso afeta, em especial no que se refere à produção científica e tecnológica e, portanto, ao que se considera hoje desenvolvimento, os países chamados periféricos. Estamos agora notando o aparecimento de propostas historiográficas que tentam escapar dessa visão. O enfoque holístico à historiografia vem ganhando espaço.

A EVOLUÇÃO DO CONHECIMENTO

O enfoque holístico à História do Conhecimento consistirá essencialmente de uma análise crítica da geração e produção de conhecimento, da sua organização e transmissão, da institucionalização e da difusão do mesmo. Considerando que nossa visão dos fatos está embutida no nosso conhecimento, ao se falar em História do Conhecimento estamos falando da História da Humanidade como um todo e do seu hábitat no sentido mais amplo, ou seja, a Terra e até mesmo o Cosmos. Não há como falar da Terra e do Cosmos desligados da visão que o homem tem, e essencialmente criou, dos mesmos. A ciência moderna, ao propor "teorias finais", isto é, explicações que seriam definitivas quanto à origem e evolução das coisas naturais, esbarra numa postura arrogante. Procuramos substituir a arrogância do saber absoluto que tem como conseqüências inevitáveis os comportamentos indiscutíveis e as soluções finais, pela humildade da busca incessante, cujas conseqüências são a tolerância e a solidariedade.

Naturalmente os métodos da antropologia e da sociologia serão básicos neste enfoque holístico. No curso de nossas análises estaremos abordando o processo de geração de conhecimento (cognição), o processo de sua organização intelectual, transmissão e estruturação (epistemologia), os mecanismos de sua organização social e sua institucionalização pela sociedade organizada em uma certa hierarquia de poder (história) e finalmente o processo de difusão, isto é, a devolução do conhecimento ao povo que originalmente deflagrou o processo de sua produção, difusão essa organizada através de sistemas que incorporam, num esquema de filtros, os interesses da sociedade organizada, detentora desse conhecimento (política). Assim, esse enfoque repousa em estudos, naturalmente integrados, de vários domínios disciplinares, dentre os quais já destacamos a antropologia e a sociologia, mas que se estendem às ciências da cognição, à epistemologia, à história, à política, e a tantas outras teorizações disciplinares.

O processo psicoemocional de geração de conhecimentos, que é a essência do que chamamos criatividade, pode ser considerado, em si, um programa de pesquisa e pode ser categorizado pelos seguintes questionamentos:

1. Como passar de práticas *ad hoc* para lidar com situações e problemas reais aos métodos?
2. Como passar dos métodos às teorias?
3. Como proceder da teoria à invenção?

É essencial no nosso tratamento a pergunta: como se manifesta o conhecimento no pensamento ocidental? Essa pergunta guiará muitas das reflexões neste trabalho e envolverá, como dissemos acima, os processos de:

1. geração e produção de conhecimento;
2. sua organização e transmissão;
3. sua institucionalização;
4. sua difusão.

Estes processos são normalmente tratados nos conhecimentos disciplinares denominados cognição, epistemologia, história e política.

O PROGRAMA ETNOMATEMÁTICA

As práticas *ad hoc* para lidar com situações problemáticas que a realidade propõe são resultados da ação de conhecer. Mas conhecimento é ação deflagrada a partir da realidade. Conhecer é saber e fazer. Não entraremos em detalhes sobre a geração e acumulação desse conhecimento, referindo o leitor a nosso livro *Da Realidade à Ação: Reflexões sobre Educação (e) Matemática* (Summus Editorial, São Paulo, 1986, 2ª ed. 1988). Essa geração e acúmulo de conhecimento obedece a uma coerência cultural. Há, como dizia J. Kepler, em seu *Harmonia Mundi*, 1618, uma comunalidade de ações, na qual se manifesta o *zeitgeist*, tão fundamental na proposta de F. Hegel (1770-1831). Esse programa de História do Conhecimento a partir da realidade, analisando a geração dessas práticas *ad hoc* e passando pelo desenvolvimento de métodos para chegar a entender as teorizações e as teorias e o espaço nelas reservado para a invenção, coincide com o programa a que chamamos "etnomatemática".

No Programa Etnomatemática procuramos as práticas matemáticas de diversos ambientes culturais, como os processos de medição, de contagem, de classificação, de comparações, de representações, e na História da Matemática (entendida como matemática acadêmica, a matemática que se aprende na escola) os elementos necessários para essa visão holística do conhecimento. Embora o nome sugira ênfase na Matemática, o nosso livro *Etnomatemática: Arte ou Técnica de Explicar e Conhecer* (Editora Ática, São Paulo, 1990) é efetivamente um estudo da evolução cultural da humanidade, repousando sobre manifestações de dinâmica cultural.

Tornou-se comum falar em uma história externalista da ciência ou das artes, procurando as relações entre o desenvolvimento das disciplinas científicas ou das escolas artísticas e o contexto sócio-cultural em que tal desenvolvimento se dá. Nossa proposta vai além desse externalismo, pois aborda também as relações íntimas entre cognição e cultura. E toca fortemente aquilo que vem sendo chamado de sociologia do conhecimento, ao reconhecer que o momento social está na origem do conhecimento e procurando compreender o objetivo e a própria trajetória que vai desde essa origem até sua incorporação como uma prática cultural, sua eventual expropriação por uma comunidade e a manipulação pelo *establishment*, estrutura de poder vigente.

Essa comunidade (sacerdotes, autoridades, acadêmicos) detém um acúmulo de conhecimento (uma ciência, um saber como fazer) que se mostrou, ao longo de gerações, importante e útil. Esse conhecimento só será devolvido ao povo, que em primeira instância é o responsável pela sua origem, através de mecanismos institucionais impregnados de controle e de misticismo, ou seja, de filtros. Se na sua origem esses conhecimentos vêm embutidos numa mística própria do tecido cultural no qual são gerados, após a expropriação há todo um processo de mistificação, de geração de mistérios, que os tornam inacessíveis no seu todo e nas suas implicações e mesmo irreconhecíveis a partir do contexto cultural que foi o substrato da sua origem.

Dificilmente alguém contestará que a origem primeira do conhecimento reside no povo e obedece a um contexto sócio-cultural muito específico. As explicações proporcionadas por esse conhecimento são naturalmente parciais, e às vezes ele se apresenta com uma aparente falta de coerência e vem impregnado de um forte misticismo. Não discutiremos mais sobre isso, mas o fato é que o povo gera conhecimento. Esse conhecimento, repito, gerado pelo povo, passa por um processo de estruturação e codificação, após ter sido expropriado por grupos de poder. Assim, esse mesmo conhecimento, insisto, originado do povo, se torna acessível a ele, povo, apenas numa forma estruturada e codificada, na maioria das vezes sujeito à mistificação que resulta dos processos institucionais de devolução, como as escolas, as profissões, os graus acadêmicos e toda uma série de mecanismos de habilitação e credenciamento.[2] A sociedade moderna repousa na organização desses sistemas subordinados a uma mesma estrutura de poder, que nos países modernos é normalmente estabelecida e avalizada por uma constituição, e a coerência entre as diferentes estruturas e codificações de conhecimentos de natureza distinta resulta de uma mesma ideologia, que é o substrato do poder. Claramente, a complexidade da organização social e a necessidade de coerência para as diversas formas de conhecimento, agora estruturado e codificado, exige que os mecanismos para a entrega desse conhecimento ao povo, isto é, às instituições criadas para esse fim e que constituem os sistemas escolares, de justiça, econômico, de saúde, de ciência, etc., funcionam de acordo com regras e códigos que, em si, constituem novos

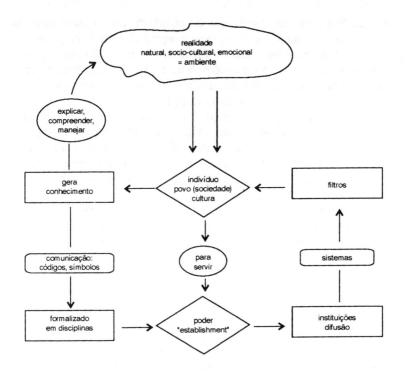

Figura 1

corpos de conhecimento, impregnados de valores e mesmo de certo misticismo gerado pela própria estrutura de poder através de um conveniente sistema de valores, e que normalmente se mistifica naquilo que se chamará ideologia. Os executores da devolução ao povo desses diversos corpos de conhecimento devem ser credenciados pela própria estrutura de poder, de maneira a assegurar seu compromisso ideológico. O credenciamento se dá através de um sistema de "filtros", como os diplomas, os exames, as habilitações profissionais, títulos acadêmicos, certificados e semelhantes, destinados a identificar aqueles que são confiáveis para agir nessas funções. Na superação dessa escala de filtros, o indivíduo normalmente perde a visão do processo através do qual ele está sendo cooptado, e que vai do místico, normalmente presente na origem do conhecimento, ao mistificado, que é como esse mesmo conhecimento se apresenta ao se vestir de um sistema de códigos. Em conseqüência, cria-se uma espécie de barreira entre aquele que deve entregar o conhecimento e aquele que vai receber o conhecimento, que é quem, em primeira instância, deu origem a esse conhecimento. Essa é a principal motivação para propor o programa histórico-epistemológico de natureza holística, portanto crítico, abordando a geração, a organização, a transmissão, a institucionalização e a difusão do conhecimento.

Este programa, que é essencialmente um programa de pesquisa em história do conhecimento, tem evidentes implicações pedagógicas.

Teve origem quando, ao ser convidado para lecionar um curso de "História da Matemática" em países do chamado Terceiro Mundo, procurei uma estrutura de curso adequada ao tipo de alunos que eu iria encontrar. Normalmente, ao se ensinar um curso de "História da Matematica", o que se faz é uma mera coletânea de resultados dispostos em ordem cronológica e de nomes associados a eles, muitas vezes adicionando-se um anedotário. Assim são, com raras exceções, os cursos de História da Ciência e da Matemática, e assim são os textos disponíveis. Mesmo aqueles textos que procuram ser mais atraentes para as minorias, limitam-se a citar alguns nomes e fatos não europeus. A simples identificação de alguns praticantes nativos não tira o caráter eurocêntrico desse enfoque e tampouco as implicações dessa visão para a educação. Sem necessidade de se recorrer a qualquer adjetivação, quando se fala em Matemática já se pressupõe matemática européia, mais especificamente a matemática que se originou dos gregos há cerca de 2.500 anos, que foi utilizada pelos romanos e se desenvolveu durante a Idade Média e o Renascimento, com grande intermediação dos árabes, até atingir a forma moderna a partir do século XVII, com Descartes, Newton, Leibniz e outros.

Claro, o pensamento grego que deu origem a essa seqüência originou-se, por sua vez, nos conhecimentos também originários do povo, e no mundo grego essa forma de pensar confundia-se com arte, religião e esportes, constituindo naturalmente o substrato filosófico do conhecimento grego. Não se deveria dizer "matemática grega" mas sim "conhecimento grego". Procuremos entender a origem desse conhecimento.

Naturalmente, é contraditório falar em origem da matemática no contexto em que nos propomos. Por outro lado, é no caldo de muitos modos de pensar e de agir que se distingue aquele ingrediente que posteriormente seria estruturado e institucionalizado como pensamento matemático. Nosso enfoque é procurar distinguir esse ingrediente num determinado contexto sócio-cultural. Vamos tecer algumas considerações de natureza mais geral e que servem, sobretudo, para definir o contexto teórico da nossa abordagem, a nossa postura em relação ao estudo da História da Matemática e ao seu ensino. É importante reconhecer aqui um programa de pesquisa que caminhe juntamente com uma prática escolar.

Um bom motivador para nossa postura teórica é tomar como ponto de partida a própria origem etimológica da palavra "matemática". *Matema* é uma raiz grega difícil que significa explicar, conhecer, entender, agir numa situação. *Tica* é simples, e sem dúvida deriva de *techné*, a mesma raiz que deu as palavras "artes" e "técnica". Assim, poderíamos dizer que Matemática é a arte ou a técnica de explicar, de conhecer, de entender, de agir numa situação. Claro que isso depende fortemente do contexto natural e cultural em que se situa esse modo de pensar. Fomos encontrar a expressão adequada para distinguir as especificidades contextuais das artes ou técnicas de explicar, conhecer e agir, isto é, das matemáticas, no termo *etno*, que hoje é tomado como uma referência ao contexto cultural e, portanto, inclui, além de etnias, considerações como linguagem, jargão, códigos de comportamento, mitos e símbolos. Daí a construção da palavra "Etnomatemática". Repetindo, etnomatemática é a arte ou técnica de explicar, de conhecer, de entender de agir em diferentes contextos naturais e culturais. Assim, a etnomatemática é uma teoria do conhecimento, implicando igualmente uma teoria de cognição, uma outra visão da história e repercussões óbvias na prática pedagógica.[3]

Somos levados a identificar técnicas ou mesmo habilidades e práticas utilizadas por diferentes grupos culturais na sua busca de explicar, de conhecer, de entender o mundo que os cerca, a realidade a eles sensível, e de manejar essa realidade em seu benefício e em benefício de seu grupo. Naturalmente, assim nos situamos no contexto etnográfico. O próximo passo é a busca de uma fundamentação teórica, de um substrato conceitual no qual essas técnicas, habilidades e práticas se apóiam. Aí ajuda-nos muito a análise histórica, e é por isso que a etnomatemática e a História da Matemática e das Ciências em geral aparecem como áreas muito próximas a esse programa. Dentre as várias técnicas, habilidades e práticas que procuramos identificar encontramos aquelas que utilizam processos de contagem, de medida, de classificação, de ordenação e de inferência, as mesmas que permitiram a Pitágoras identificar o que seria a disciplina científica que ele chamou de Matemática. Naturalmente, essa tentativa de classificar estilos de abordagem da realidade, da natureza, é grega, e a Matemática, como a concebemos nos nossos sistemas escolares, resulta do pensamento grego. Outros sistemas culturais desenvolveram técnicas, habilidades e práticas de lidar com a realidade, de manejar os fenômenos naturais, até mesmo de teorizar essas técnicas, habilidades e práticas de maneira distinta. Essas maneiras geralmente incluem, com a universalidade, processos de contagem, de medições, de ordenações, de classificações e inferências. Por exemplo, pensemos no fenômeno "chuva". Grupos culturalmente diferenciados, como os adolescentes de uma comunidade indígena ou jovens profissionais de uma cidade industrializada, explicam esse fenômeno de maneiras absolutamente distintas, e até o quantificam de modo diferente. Da mesma maneira, ao propormos a crianças de comunidades distintas, na faixa dos 10 anos, a construção de um papagaio (pipa), o que envolve praticamente as mesmas medições, as contagens e outras técnicas, a abordagem será completamente diferente. Ao propormos um problema como o controle de um sistema elétrico de grande potência a engenheiros e a matemáticos, a abordagem será diferente. Essas diferenças vão além da mera utilização de técnicas, habilidades e práticas distintas, mas refletem posturas conceituais e enfoques cognitivos distintos.

Essencialmente, admitimos que toda a atividade humana resulta da motivação proposta pela realidade na qual está inserido o indivíduo, através de situações ou problemas que essa realidade lhe propõe, diretamente, através de sua própria percepção e de seu próprio mecanismo sensorial, ou indiretamente, ou seja, artificializados mediante propostas de outros. Queremos entender esse processo que vai da *realidade à ação*. Admitimos também que a abordagem dessas situações ou problemas é cultural, e procuramos analisar quais as diferenças cognitivas que resultam dessas diferenças culturais. Esse programa, que repousa sobre a admissão dos dois fatos acima, tem muita semelhança com o que vem sendo chamado de metacognição, com pesquisas recentes sobre a organização do cérebro e com inteligência artifical. Diríamos que esses são programas afins. Encontramos no programa etnomatemática vantagens do ponto de vista cultural, onde a análise histórica aparece como um instrumental importante, além de vantagens do ponto de vista pedagógico, pois lidamos diretamente com o processo de aprendizagem.

Sintetizando, poderíamos dizer que o programa etnomatemática é uma análise histórica que visa explicar os processos de geração, organização e transmissão, institucionalização e difusão do conhecimento em diversos sistemas culturais, e as forças interativas que agem entre os quatro processos. É, portanto, um enfoque fundamentalmente holístico ao problema do conhecimento, com evidentes implicações pedagógicas, e repousa sobre uma metodologia que inclui fortemente uma metodologia de natureza etnográfica.

PRELIMINAR DA PRÉ-HISTÓRIA

Nas várias espécies vivas, indivíduos se relacionam em sociedade e, individualmente e em sociedade, relacionam-se com a natureza, em especial com o seu ambiente natural, constituindo um sistema em equilíbrio segundo leis da sociobiologia e da ecologia. O esquema da Figura 2 é explicativo desse sistema.

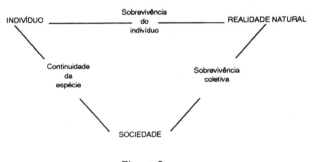

Figura 2

Dentre as espécies animais, os nossos ancestrais mais próximos apareceram no planeta cerca de 5 milhões de anos atrás nos planaltos da África Central. O *homo habilis* utiliza instrumentos muito rudimentares e o *homo erectus*, coletor e caçador, emigra para o norte e se espalha por todo o planeta. Seu comportamento difere pouco dos demais animais em relação à natureza. Agrega-se em sociedade, visando sobretudo à preservação da espécie; como indivíduo, tira da natureza tudo o que necessita para sua sobrevivência; e como membro de uma sociedade, descobre o outro e, a partir daí, busca um *outro comum*, capaz de prover explicações para o que o assusta, atemoriza, maravilha, fascina e desafia.

Cerca de 1 milhão de anos atrás se apercebe do fogo e pode utilizá-lo sem, porém, controlá-lo. Há apenas 100.000 anos aprende a articular sons, representando um pensamento, expressando suas idéias de maneira coerente: a comunicação demonstra seu potencial. A cooperação não se dá só nos esforços físicos e na busca de sobrevivência, mas também na procura de sua transcendência, e a vida social adquire outras dimensões. É a era do *homo sapiens*, já possuidor de grande poder intelectual, que já se encontrava há cerca de 30 a 40 mil anos ocupando todas as regiões habitáveis do planeta, dominando o fogo e executando rituais. O *homo sapiens sapiens* impõe-se como a espécie viva dominante. Embora organizada em grupos distintos, diferenciados em sua aparência física, em seus usos e costumes, habitando praticamente todas as regiões do planeta, essa nova espécie revela características distintas das demais espécies vivas. Com todas elas compartilha as necessidades puramente animais de sobrevivência e de dar continuidade à espécie. Isso agora se faz com estratégias de armazenamento, com seleção de lugares adequados para a coleta e para a caça, com o auxílio da memória e do aproveitamento de experiências prévias. O desenvolvimento mental é evidente e a busca de explicações é inevitável. A própria vida é objeto de explicações e se desenvolve um sentido de transcendência, conseqüentemente de passado e história, e de futuro. Isso o leva a procurar conhecer, explicar e tirar da realidade não só os elementos de sobrevivência, mas também para a transcendência. A percepção da morte abre espaço para o culto dos mortos e para as religiões e, juntamente com a arte e a decoração, o vestir e o alimentar-se, propiciam o aparecimento de rituais.

Definitivamente localizado em diversas regiões do planeta, tendo desenvolvido igualmente as capacidades cognitivas já mencionadas, porém segundo opções distintas, e permanecendo geneticamente o mesmo, embora no aspecto físico ele se diferencie de região para região, o *homo sapiens sapiens* introduz novos elementos no seu relacionamento com a natureza. Seu relacionamento com o outro para procriar amplia-se para definir estratégias de culto e de rituais que dão origem à *cultura como intermediadora* entre indivíduo e sociedade. A sobrevivência individual torna-se mais fácil graças aos instrumentos, abrindo caminho para o desenvolvimento das técnicas e da tecnologia. E o relacionamento sociedade-natureza torna-se subordinativo, pedindo-se que a natureza dê o que não está oferecendo, isto é, que a natureza *produza* de acordo com as demandas do indivíduo organizado em sociedade. Isso provoca, obviamente, uma divisão do trabalho e uma hierarquização da sociedade, cuja operacionalidade conduz ao estabelecimento de uma estrutura de poder.

Ao triângulo básico do comportamento das espécies, sintetizado na Figura 2, outros elementos se superpõem, conforme sintetizado na figura abaixo.

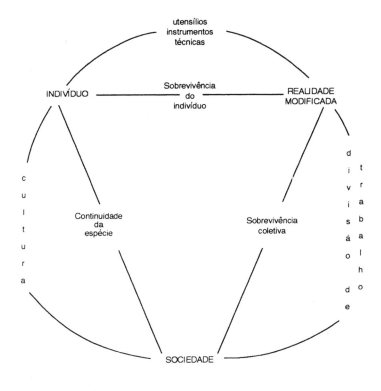

Figura 3

O último degelo, cerca de 10 mil anos atrás, encontra o coletor-caçador com uma produção incipiente de alimentos, passando a agricultor e a pastor, e encarando a natureza em função de novos recursos que ela pode fornecer para a sobrevivência e transcendência do indivíduo e da espécie. A natureza pode também ser modificada pela sua ação.[4]

As várias etapas do processo de ocupação do planeta pela espécie e pela evolução de sua capacidade intelectual nesse processo estão sintetizadas no quadro a seguir:

CAÇADORES/COLETORES		
Utilização apenas de recursos naturais	8 a 6 milhões de anos A.P.	Primeiros tomídeos
	4 a 3 milhões de anos A.P.	Bipedismo *(homo erectus)*
	2,5 a 2 milhões de anos A.P.	Ferramentas *(homo faber)*
	1 milhão A.P.	Fogo
	500 200 mil anos A.P.	Ocupação da Europa, Ásia e África
	100 mil anos A.P.	Linguagem *(homo sapiens)*
	40 mil anos A.P.	Ocupação do planeta
	30 mil anos A.P.	Comportamento moderno desenvolvimento de estratégias *(homo sapiens sapiens)*
		Disparo (arco-e-flexa); controle do fogo; cavalos; armazenamento; vestimenta de várias peças; calçados; tração animal; adornos; artes visuais; música; cultos
AGRICULTURA E PASTOREIO		
Utilização de novos recursos	10 mil anos A.P.	Divisão de trabalho Propriedade
→	5 mil anos A.P.	Códigos: contagem, escrita
HISTÓRIA		

A passagem da pré-história, sintetizada no quadro acima, para a história, que é caracterizada sobretudo pela disponibilidade e característica das fontes que temos para os estudos do passado (monumentos, documentos, relatos, tradições), mostra-nos um processo de acúmulo de conhecimento, de maneiras de fazer/saber, o qual temos pouquíssimos elementos para reconstituir.

A idéia de olhar a evolução da humanidade como um processo semelhante à evolução da vida, do feto à decomposição do corpo, é extremamente atraente e, portanto, inspiradora de muitas teorias da história. Há muito tempo o homem vê na vida de um indivíduo uma síntese da história da humanidade. Chegou-se à explicação da origem do indivíduo, mas resta inexplicada a origem da vida, assim como resta inexplicado o pós-vida. Transcender o nascimento e a morte tem sido, em toda a história da humanidade, a força vital que, ao lado da outra força vital que é a de sobrevivência, determina o processo de acúmulo de conhecimentos. Encontramos na integração da busca incessante de sobrevivência e transcendência aquilo a que chamamos de vida. *Sobreviver* e dar prosseguimento à espécie, como todos os seres vivos, e *transcender* a própria existência, o que nos distingue das demais espécies e nos dá o sentido de tempo, de passado e de futuro, são complementares à essência do ser. No quadro acima notam-se as evidências dessas duas forças como motivadoras do explicar, do entender, do manejar o dia-a-dia, da satisfação das necessidades e de convivência com a realidade.

Sempre interessado em explicar e conhecer a realidade para poder transcender sua existência, o homem maneja a natureza e amplia a sua oferta de recursos, subordinando-a à própria demanda. A capacidade de explicar, conhecer e manejar a realidade é comunicada e compartilhada e, eventualmente, estruturada como conhecimento. É claro que a estrutura de poder já estabelecida apropria-se desse conhecimento e, uma vez institucionalizado, devolve-o à sociedade, isto é, ao povo que em primeira instância foi o gerador desse conhecimento, através de sistemas aos quais se associam filtros para que tal devolução não contrarie os interesses dessa mesma estrutura de poder, ou seja, de modo que o povo sirva o poder na forma que mais interessa a esse último. Os filtros associados aos sistemas garantem subordinação, conforme esquematiza a Figura 4.

Como já dissemos, a espécie já está localizada, instalada e produzindo em diversas regiões do planeta há cerca de 30 mil anos. Vamos agora examinar o que se passa na Europa nessa época, após a última glaciação e o aparecimento de grandes bosques. De fato, vamos concentrar nosso estudo, num primeiro momento, nas regiões em torno do Mediterrâneo, deixando para um outro estudo o enfoque nas demais localizações do planeta, onde a espécie se instalou.

ANTIGUIDADE

O povoamento das ilhas gregas foi relativamente rápido. A partir de apenas quatro ou cinco ilhas habitadas no sexto milênio a.c., rapidamente encontramos uma população distribuída na península e nas ilhas e litoral de ambos os lados do Dardanelos, desafiando o grande Império Persa. Há evidências de importantes intercâmbios dos gregos com os impérios a leste e ao sul do Mediterrâneo, particularmente a Babilônia e o Egito, os dois grandes impérios da região. A Babilônia, na Mesopotâmia, entre o Tigre e o Eufrates, distinguia-se pelo pastoreio e a utilização de conhecimentos numéricos sofisticados para uma astronomia bem desenvolvida e precisa. Textos datados como do terceiro milênio a.c. revelam um sistema sexagesimal e tábuas de multiplicação que se beneficiavam de uma representação posicional. Da mesma maneira, possivelmente por necessidades mercantis relacionadas com o pastoreio, desenvolveram-se práticas e notações que conduzem ao simbolismo necessário para o desenvolvimento da aritmética. O evidente intercâmbio com a Pérsia e a Índia nos leva a pensar no desenvolvimento científico dessas três civilizações como abraçando uma linha comum que inclui o alfabeto e uma teologia mais ligada à Terra. São comuns o sacrifício humano e a idolatria.

A oeste, a civilização africana que se desenvolvia às margens do Nilo, mais ou menos ao mesmo tempo que na Mesopotâmia, com poucos contatos entre ambas, voltava-se sobretudo para a agricultura e um culto aos elementos dos quais dependiam suas práticas agrícolas e o regime essencial daquilo que era a espinha dorsal do império, o Nilo. Deuses identificavam-se com o Sol e Lua e a transcendência dava-se através de uma viagem aos céus, naturalmente pelo Nilo. A morada transitória eram monumentos em que, embalsamados, os mortos aguardavam seu momento de ascender, cercados por todos os bens, alimentos e as facilidades necessárias para a viagem — às vezes até servos e familiares. Ao lado de um perfeito conhecimento de ervas e de fisiologia que possibilitou embalsamamentos que efetivamente duraram milênios, desenvolveram-se uma geometria prática que permitia a efetiva medição de terras (daí o nome "geometria", que tanto agradou aos gregos) e uma aritmética que permitia cálculos necessários ao funcionamento de uma sociedade aparentemente sem problemas sociais básicos, isto é, capaz de alimentar e abrigar toda a sua população. Construções monumentais e uma arte ritual sofisticada, ao lado de uma escrita hieroglífica igualmente sofisticada, são indicadores de um pensamento abstrato ainda não suficientemente esclarecido, mas que certamente marcou os gregos que visitaram o Egito no primeiro milênio a.C.

Como dissemos acima, os gregos rapidamente se instalaram nas diversas ilhas, conduzidos por deuses que, num certo momento, resolveram se instalar num local aprazível, o monte Olimpo, enquanto os homens continuavam a procurar suas moradas definitivas. Quando lhes apetecia e se fazia necessário, esses deuses desciam e participavam do espaço social e mesmo familiar de seus protegidos. Naturalmente, suas paixões se faziam presentes, como bem relata o teatro grego, e seus feitos são incorporados à história.

A esses deuses, nos momentos de ócio freqüente, restavam jogos intelectuais que aos homens não cabia mais que imitar. Jogos de abstração, jogos de palavras, de inferências e silogismos, que, embora algumas vezes fossem inspirados por formas e propriedades de figuras, pouco tinham a ver com a realidade. Estruturar esses jogos intelectuais e organizá-los era a atividade de filósofos, que faziam, dessa maneira, a ponte com os deuses. Assim eram Tales e Pitágoras. Enquanto outra classe — os sacerdotes — fazia também a ponte com os deuses através dos oráculos, muitas vezes com violência, ao examinar vísceras de animais sacrificados no momento. Isso podia até provocar revolta de filósofos como Pitágoras, possivelmente influenciados pelo pacifismo que então começava a tomar corpo na Índia, onde possivelmente ele esteve. A utilização de jogos divinatórios numéricos, característicos da matemática hindu desse período, era a alternativa proposta por Pitágoras para os oráculos. Os pitagóricos certamente incomodavam o sacerdócio e foram banidos. Viajantes que se sentiram atraídos pelo Egito, como Heródoto, falam da praticidade desse povo, capaz de medir a terra (geometria) com precisão e de efetuar cálculos importantes. Naturalmente, tal admiração mostra que essas técnicas representavam uma novidade aos olhos dos gregos, que *não possuíam geometria nem aritmética com fins práticos*. Heródoto conhecia o jogo intelectual de seus colegas filósofos; Tales já havia demonstrado o seu teorema; Pitágoras manejava números muito bem. Do que se admirar? De fato, o próprio Platão lastimava, enquanto Euclides publicava os *Elementos*, a falta de habilidades geométricas e aritméticas com finalidades práticas, entre os gregos, como aquelas que eram conhecidas pelos egípcios. Esse pensamento intelectual grego, puro exercício intelectual e desinteressado das possíveis aplicações, serve, não obstante, para desenvolver métodos novos de pensar e estratégias a partir de modelos abstratos; certamente um fator importante no confronto com Alexandre, educado por seu preceptor nesses jogos lógicos e com os exércitos superiores aos dos persas. A máquina de guerra de Alexandre, praticamente sem qualquer inovação tecnológica, tem sucesso sobre inimigos mais poderosos, graças à capacidade de estratégias militares, isto é, modelos de batalha que, naturalmente, dependiam de uma capacidade de pensar abstratamente e não sobre dados e fatos concretos. Assim, por sua força intelectual, graças a um novo modo de pensar e à capacidade de definir ações a partir de modelos, Alexandre e seus exércitos chegaram à Índia, e por razões ainda indevidamente explicadas, retorna, sempre vitorioso, e vemos o apogeu do Império Grego, consubstanciado na fundação de Alexandria por Ptolomeu, no século III a.C.

O Império Grego, estabelecido mais que tudo por força de uma poderosa arma intelectual, pela capacidade de pensar de modo abstrato e definir estratégias de ação, caracteriza-se pela atração pelo intelectual, pelos jogos de pensamento, pela linguagem e respeito por todas as formas de pensar. Alexandria, que se estabelece com o botim das conquistas, tem como ponto focal a Biblioteca. O botim grego é intelectual, é saber, é conhecimento.

Ao se fundar Alexandria, a influência babilônica e egípcia no pensamento grego se faz mais intensa. Segundo George G. Joseph, o pensamento grego começa então a se modificar, particularmente na matemática. A uma matemática abstrata, com características de um jogo intelectual, incorporam-se o empirismo e a praticidade das matemáticas babilônica e egípcia. Dessa escola surge o primeiro "matemático aplicado" ou "engenheiro matemático", que é Arquimedes.

Os primórdios da matemática grega nos falam em explicar e aprender (*matema* ou *matemata*), e Anatólio, bispo de Laodicéia, 280, reporta que Pitágoras usava o nome para uma teoria do conhecimento em geral. Eles haviam chegado a um conhecimento da natureza do universo como um todo, da velocidade das estrelas, seu levantar e deitar, da astronomia e da música, da aritmética (arte divinatória) e da geometria (medições), esta preocupada com as grandezas em repouso, enquanto a astronomia se preocupava com as grandezas em movimento. Naturalmente, esses são relatos dos comentadores de Pitágoras (*circa* 550 a.C.). Tales (*circa* 580 a.C.) foi o primeiro a usar a palavra "demonstração" ao estudar a propriedade de figuras. Parece ter sido o introdutor da idéia do *pons asinorum*, sem dizer da importância do teorema de que os ângulos de base de um triângulo isósceles são iguais. Também sabe-se de seu trabalho através de comentadores. Há uma praticidade nas coisas de Tales. Por exemplo, o cálculo da distância a que se encontra um navio, observado da praia, utilizando a igualdade de triângulos. Demócrito (*circa* 430 a.C.) apresenta a idéia dos elementos finitos indivisíveis (átomo), e Zenão (*circa* 460 a. C.) dá dois paradoxos, o de Aquiles e o da tartaruga e da flecha, que revelam esse período do pensamento grego. Ademais, todos se envolviam com os problemas de efetuar, com régua e compasso apenas, a quadratura do círculo, a duplicação do cubo e a trissecção do ângulo. Puro exercício intelectual que leva os gregos aos impasses do *irracional* e do *infinito*

Com Euclides, Sócrates, Platão e Aristóteles, no século IV a.C. consolida-se a filosofia grega, tendo a matemática como foco, já usada para designar um estilo de explicação e de conhecimento que já abrangia a astronomia, a música, o teatro (cuja raiz grega é a mesma de teoria e de teorema, e significando reflexão, contemplação, especulação), a aritmética, a geometria e coisas correlatas. Essa é também a época da consolidação do Império de Alexandre.

Em pleno apogeu do Império Grego acontece uma importante batalha com um povo, que, provavelmente tendo os mesmos ancestrais que o povo grego, havia se instalado numa outra península, que hoje conhecemos como Itália, e se expandido para o norte, conquistando inúmeras regiões da Europa. Em 212 a.C. os romanos vencem os gregos em Siracusa e aí morre o filósofo Arquimedes, considerado um dos maiores matemáticos do mundo grego. Começa aí a ascendência dos romanos. Eles se organizavam em torno de cidades, e sua estrutura social girava ao redor de uma forte organização já baseada num sistema de códigos que regulamentava o comportamento civil e a estrutura política e judiciária. Sem preocupações de natureza religiosa, essencialmente pagãos, os romanos construíram um modelo de sociedade, baseado numa hierarquia democrática e centrado num Senado representativo do povo, a quem cabia a responsabilidade de legislar, de zelar pelo cumprimento das leis e de nomear o chefe do executivo, o imperador, que viria a ser chamado genericamente César (que deu origem a Kaiser, a Czar).

A expansão do Império Romano deu-se rapidamente. Campanhas para o noroeste levaram os romanos à Gália e à Bretanha, e a toda a Península Ibérica. Atravessando o Mediterrâneo, os romanos instalaram-se no Egito e estenderam seu domínio até a antiga Mesopotâmia. A maior resistência encontrada foi no reino da Judéia, hoje o Estado de Israel, mas a conquista romana consolidou-se no ano 60 a.C.

A conquista romana caracterizou-se por uma total tolerância cultural e religiosa. Os romanos não impunham religião aos conquistados e em muitos casos assimilavam a religião dos povos dominados. O mesmo se dava com a cultura em geral, incluindo línguas, artes e conhecimentos. A imposição romana fazia-se com grande força na estrutura civil, política e militar. A força eram as legiões romanas, as leis emanavam do Senado, onde representantes das terras conquistadas eram admitidos, e a autoridade máxima era a do César. Era uma democracia baseada no reconhecimento da autoridade do César, eleito pelo Senado, na obediência à lei, elaborada e aprimorada pelo Senado, e no pagamento dos impostos. A excessiva tolerância cultural dos romanos abriu a possibilidade de grande absorção das culturas dominadas mas não de sua extinção. É o que se passa com a matemática e a filosofia gregas que prosseguem no seu desenvolvimento em pleno império romano. As escolas de Alexandria, de Atenas e outras florescem em pleno império romano. Uma exceção se dá no reino da Judéia. Os judeus, sem dúvida os mais aguerridos dos súditos romanos, insistiram na expulsão dos romanos, por não poderem admitir a tolerância deles para com a idolatria e o paganismo. A grande ameaça sempre sentida pelos judeus a sua religião baseada num Deus único — que embora fosse tolerada pelos romanos, ressentia-se da tolerância — fez da resistência judaica à ocupação romana um fator determinante da intenção romana de destruir o reino da Judéia. Após uma das mais resistentes revoltas, no ano de 135, dá-se a dispersão dos judeus. Os romanos decidem terminar o Reino da Judéia. A emigração dos judeus para outras áreas do Império, já notável desde a ocupação dos romanos, passa a ser forçada.

Os judeus se instalaram em vários pontos do Império Romano e mesmo além de seu domínio, e tiveram poucas restrições ao seu culto. A religião judaica se conservou com suas tradições em pleno Império Romano. Línguas e costumes foram modificados de acordo com as regiões onde as comunidades judaicas se instalaram, a integração com os povos autóctones se deu com maior ou menor intensidade, e as tradições, sobretudo aquelas intimamente ligadas à religião, mantiveram-se por quase dois mil anos, possibilitando o restabelecimento do reino da Judéia como Estado de Israel.

A ocupação romana das civilizações mediterrâneas não desfigurou as cidades conquistadas, mas procurou adaptá-las ao modelo romano. No entanto, na conquista das regiões ao norte, os romanos encontraram uma estrutura tribal, não organizada em forma de cidades. A urbe é essencialmente mediterrânea e, assim, o modelo de conquista romana implica um modelo de urbanização. A construção de cidades se torna uma das artes fundamentais do Império Romano, e isso se reflete num dos mais importantes livros que nos foi legado pelos romanos e descreve sua ciência, sua tecnologia e como seus conhecimentos se integravam no conceito de cidade. Na arquitetura está a essência da expansão do mundo romano, a criação do novo, a urbanização da Europa. O arquiteto (o mestre construtor) é o cientista por excelência do Império Romano. Seus conhecimentos são amplos e globais, tocando todas as áreas essenciais para a consolidação do poder romano. Uma das melhores fontes que possuímos é o tratado de Marcus Vitruvius Pollio, *De Architectura*, escrito no século I, em dez livros que sintetizam o modelo de ocupação territorial da Europa pelo Império Romano. A cidade, com seu espaço para culto e lazer, organizada de forma a facilitar a participação do cidadão em todos os negócios de Estado, isto é, na vida política e administrativa, acolhia e protegia o cidadão romano que exercia seu trabalho nos campos e os comercializava nas cidades, onde as atividades industriais incipientes encontravam espaço. São os primeiros passos em direção à cidade feudal. O modelo proposto por Vitruvius se manteve como o manual da urbanização do Império Romano até o século XV, quando outros tratados de arquitetura, essencialmente baseados no de Vitruvius, começaram a aparecer. De fato, a arquitetura foi a ciência essencial do Império Romano por cerca de 1.500 anos.

Dois fatos ocorreram no Império Romano que determinaram uma mudança no curso da humanidade. Um deles foi a existência de um homem chamado Jesus. Uma figura incômoda no contexto judaico, pois foi tido inicialmente como o esperado Messias, mas não correspondeu às expectativas dos judeus. Em vez de comandar a esperada revolta contra o conquistador romano, ele defendia "dar a César o que é de César", não poupava críticas à sociedade judaica e propunha o desprendimento dos bens materiais como transição para um Paraíso gualitário: todos são iguais perante Deus. A importância do Jesus Cristo histórico é pequena. Sua existência real chega mesmo a ser contestada, seus escritos inexistem e algumas memórias, histórias e lendas sobre essa personagem espalharam-se com a dispersão dos judeus. A aceitação dos valores defendidos por Jesus Cristo e a ascensão dessa figura a um *status* de Deus ganhou a imaginação popular no Império Romano, que atravessava uma crise sem precedentes motivada pela corrupção no governo e na administração, pela decadência moral das classes abastadas, pela desmoralização total da classe política e pela incapacidade de defender suas cidades dos ataques, cada vez mais freqüentes, dos povos vindos do norte, os chamados bárbaros. Os cristãos se organizavam e eram vistos pelos romanos como ameaça. Afinal, era o mesmo Deus dos judeus que já havia dado tanto trabalho na Judéia. Eles são combatidos pelos romanos e entram na clandestinidade.

O segundo fato, que associado ao primeiro vem dar ao cristianismo a característica de efetivamente ter se tornado um marco na história da humanidade, é a decisão tomada pelo Imperador Constantino, em 313, de dar liberdade de culto aos cristãos e de recorrer a bispos cristãos (até então na clandestinidade) como assessores políticos. Naturalmente, a idéia de contar com o apoio de uma força popular organizada é politicamente atraente. Sem abrir mão do poder temporal, o imperador Constantino abre espaço para um poder paralelo, um poder político, que vai efetivamente se impor ao Império Romano. Teodósio durante seu longo império, de 379 a 395, estabeleceu os laços formais entre a Igreja Cristã e o Império Romano. A cristianização do Império se faz com intensidade, e a cristianização de novas terras conquistadas, sobretudo dos reis e príncipes pagãos das tribos germânicas, se tornou o maior fator de sucesso nessa segunda fase de expansão do Império Romano, agora cristão.

Naturalmente, a fé cristã, a estrutura de sua Igreja e seus rituais são adequados para a expansão do império, mas sua doutrina é incipiente. Por ser fruto de uma enorme variedade de memórias sempre ligadas a práticas populares, e de uma literatura múltipla, muitas vezes contraditórias, incipiente e apócrifa, e com personagens, incluindo o próprio Jesus Cristo, de existência duvidosa, o cristianismo deve ser constituído. Dificilmente poderá se igualar às doutrinas emanadas dos grandes pensadores gregos e romanos, criadores de toda uma filosofia política e social que dominava a intelectualidade do império. Sobretudo o Império do Oriente, que contava com fontes dos grandes filósofos gregos. Era essencial para a Igreja Cristã entrar num período de intensa atividade intelectual, criativa, para construir uma doutrina coerente, profunda, sofisticada. O primeiro e decisivo passo nessa escalada intelectual foi a conversão ao cristianismo, em 387, de Agostinho, intelectual algeriano. Pode-se dizer que começou, então, a Idade Média, que na Europa se caracterizou pela busca de uma doutrina do cristianismo. Os doutores da Igreja que então começam a surgir são os que representam o grande avanço do conhecimento na Europa. A criação dos mosteiros, verdadeiras universidades cristãs, recebe com a regras de São Bento, em 529, um impulso enorme no sentido de coordenar as ordens religiosas na construção de uma filosofia que abrangeria todo o conhecimento em torno da doutrina cristã. Naturalmente, compatibilizar isso com o conhecimento grego, essencialmente identificado com uma estrutura religiosa politeísta, era difícil e desafiou a intelectualidade européia por toda a Idade Média. O interesse naquilo a que seriam chamadas ciências (matemática, física etc.) estava subordinado à missão maior que era prover o cristianismo de uma doutrina.

O Império Romano, em enorme expansão para o norte, e a conseqüente ameaça vinda do norte e do leste, pouco se preocupou com as terras conquistadas abaixo do Mediterrâneo. Aniquilada a resistência dos judeus, a liberdade de manutenção e mesmo o desenvolvimento da cultura grega propiciaram a organização política e intelectual de uma resistência que se manifestou com a mensagem, enviada pelo mesmo Jeová, Deus dos judeus, aos seus seguidores, que após a destruição do reino da Judéia haviam se espalhado pelas terras mais próximas. A mensagem desse Deus, que na língua dos povos árabes denomina-se Alá, foi transmitida em 610 a um profeta, Maomé, supostamente analfabeto[5], na forma de um livro chamado Alcorão (Corão), que significa chamada, apelo. Eminentemente político, esse livro serviu de base para deflagar a *jihad*, guerra santa, focalizada na expulsão do conquistador romano. De fato, com base na disciplina e na doutrina islâmica, os árabes iniciaram o processo de expulsão dos romanos da África e do Oriente Médio. Chegaram às portas do Império Romano no Oriente, detendo-se em Constantinopla. E no oeste, conquistaram todo o norte da África, atravessaram para território europeu e foram detidos em Poitiers, por Carlos Martelo, em 732. Recuaram para abaixo dos Pireneus e estabeleceram seu domínio em praticamente toda a Península Ibérica.

Se na Europa a Idade Média se caracterizou pela construção de uma doutrina cristã, no mundo islâmico a doutrina já estava pronta no livro revelado por Deus. Não há o que possa ser melhorado, nada a ser aperfeiçoado ou mais bem explicado. Resta à intelectualidade exercitar-se no que não está no livro sagrado, e há muito disso no pensamento grego. Filosofia e ciência, sobretudo a matemática, estão livres para serem estudadas, aprofundadas e divulgadas. No mundo islâmico continua, portanto, o apoio aos estudos dos gregos. De fato, esses estudos não haviam sido interrompidos no mundo romano. No ambiente dos mosteiros não havia espaço para a ciência pagã. Não que ela fosse ignorada, mas não havia nada para se aprender nelas. O que era útil ao mundo romano, Vitruvius e outros já haviam incorporado. O que, a partir de uma filosofia baseada no politeísmo, poderia ajudar a construir a doutrina cristã? Nada ocorreu aos intelectuais cristãos da época. Havia, sim, muita coisa a ser feita, e eles as fizeram, mas nada que não estivesse nos manuais gregos. Como desenvolver uma arte pictórica, que, ao contrário das artes grega e romana, sugerisse a vida de Cristo, a atmosfera espiritual que deveria caracterizá-la e estimulasse a imaginação dos que seriam convertidos ao cristianismo. Daí a perspectiva em pintura, as grandes catedrais e, em conseqüência, o aparecimento de outras geometrias não euclidianas, isto é, que não estavam de acordo com os gregos. Artes pictóricas não de acordo com os gregos mas de acordo com o Corão também poderiam ser desenvolvidas pelos islamitas, mas o Corão deveria ser auto-suficiente e não recorrer às explicações pictóricas e nem à criação de outros ambientes que não fossem o mais natural possível. As preces são feitas onde o crente se encontra e são individuais. Portanto, a conformidade ao Corão mostrou-se limitadora, e uma nova geometria não se fez necessária para atender à doutrinação do islamismo. Figuras reproduzindo formas da natureza, inclusive o homem, foram proibidas para evitar a idolatria. As grandes catedrais eram essenciais ao cristianismo, cujo culto depende da assembléia, da reunião. A construção de grandes catedrais exigia conceitos arquitetônicos novos. Mais uma vez, a matemática dos gregos era limitadora e os cristãos a superaram. Mas o Islã não exigia esse espaço e, portanto, ficou com os gregos. Além disso, ver Deus num raio de luz, manifestando-se através do Espírito Santo, tampouco poderia ser explicado pela ótica euclidiana. Isso exigia experimentações, toda uma exploração da mística da luz, para as quais as florestas do norte europeu, com seus duendes e magos, ofereciam ambiente propício. No mundo islâmico, sempre iluminado pelo sol mediterrâneo, a ótica euclidiana bastava e, de fato, foi levada adiante, sobretudo por Al-Hazin. Nessas águas, o céu de Ptolomeu também era satisfatório e sua grande obra, "a maior" (*Almagesto*) bastava. E o capital, dinheiro, que se mostrava fundamental ao desenvolvimento comercial da Europa, exigiu a utilização do poderosíssimo instrumento da numeração hindu-arábico, que foi extremamente útil na Europa medieval. No mundo islâmico, embora sendo conhecida e estando à disposição, ela não serviu muito. Proibindo os juros, a única manipulação de valores praticamente se fazia na distribuição de heranças. Nada mais que uma aritmética linear, para a qual bastava a manipulação de equações. E Al-Kwarizmi desenvolveu muito bem essa álgebra, que não foi muito longe. Em resumo, ao desenvolvimento da ciência islâmica faltou o desafio que abundava na Idade Média européia, sobretudo em função da necessidade de se criar um sistema religioso novo, baseado numa personagem cuja existência era discutível, numa doutrina cuja essência era "três em um" e num culto apoiado na transmutação. O aparecimento de uma nova classe, vinda da plebe, estimulava a busca de novas fontes de renda, sugeria uma urbanização nova, um comércio capitalista. Não é de admirar que a grande contribuição que permitiu o salto do conhecimento grego, particularmente da matemática grega, para a ciência moderna tenha vindo do norte. A ciência islâmica não fez mais que avançar a ciência grega, já conceitualmente esgotada no período alexandrino. O caminho da Reforma e do Renascimento foi preparado pelo cristianismo durante a Idade Média cristã, e deu, ao que construiu a partir da cristianização do Império Romano, a possibilidade de renascer com maior força por intermédio dos grandes impérios europeus. Não houve e não poderia haver Reforma ou Renascimento a partir do islamismo durante a Idade Média islâmica. O Império Islâmico jamais se recuperou das Cruzadas e as idéias reformistas não foram recebidas como vanguarda de progresso.

A EXPANSÃO EUROPÉIA EM DIREÇÃO AOS IMPÉRIOS COLONIAIS

O gênio ocidental, mescla de inúmeras culturas ao redor do Mediterrâneo, produziu durante a Idade Média as bases fundamentais de um modelo de pensamento que passa a se manifestar em conceitos religiosos, artísticos, sociais e científicos e, portanto, políticos, econômicos e militares, com um grau bastante alto de homogeneidade. Duas dessas manifestações do gênio ocidental são a aventura da conquista, abrindo novas rotas marítimas e circunavegando o globo, e o *corpus* de conhecimento que se estruturou no que hoje chamamos de ciência moderna. Desses feitos intimamente relacionados resultaram os episódios, também intimamente ligados, do colonialismo e do surgimento da sociedade industrial, mediante a utilização da técnica com vistas a modificar os modos tradicionais de trabalho e produção. Em conseqüência, surgiram novos modos de explicação, que arrogantemente convencionou-se chamar de racionalismo, em oposição ao que tradicionalmente era o domínio da metafísica, e associados a esse racionalismo, os novos modos de produção e de propriedade por ele amparados. Esses novos modos de explicação, de produção e de propriedade ocidentais determinaram, no curso de quase 500 anos, uma globalização do planeta e uma ordem política e econômica subordinadas a um estilo de burocratização hierarquizada e estratocratizada, na qual se integram como características a produção industrial e o monetarismo.

No curso dos quase 500 anos desse desenvolvimento e da globalização do planeta, produzem-se distorções e contradições que culminam em ações de ajuste e reajuste, de evoluções e revoluções. Algumas dessas ações nos interessam em particular para o entendimento da entrada de nossos países no chamado mundo moderno. A passagem do século XIX para o século XX, simbolicamente representada na Torre Eiffel, que seria uma nova Babel, glorifica a industrialização e o saber tecnológico, antecipando os assombrosos êxitos do porvir nas incursões pelo Cosmos e no desvendar dos microcomponentes da matéria. Metaforicamente, substitui-se, assim, a humildade da busca pela arrogância do saber rigoroso, preciso e absoluto, sintetizado pela matemática, defendida então e hoje como padrão de verdade incontestável e certeza definitiva. Torna-se lugar-comum a busca da matematização como fator de validação em todos os setores do conhecimento e como ideal máximo do racionalismo.

O monumento ao triunfo do racionalismo convalidador é construído onde poucos anos antes havia se manifestado, de forma violenta, o protesto da classe oprimida. A Comuna de Paris se encadeia numa série de revoluções sociais e ideológicas que têm início com a Revolução Americana de 1776, a qual, no dizer de H. Aptheker, foi um movimento político inglês no Novo Mundo, e prosseguiu com a Revolução Francesa de 1789. Cinicamente, constrói-se a Torre Eiffel, uma Torre de Babel moderna, a glória da nova era industrial, como marco dos cem anos da Revolução Francesa.

Mas vamos deixar essas reflexões e examinar o que nos interessa mais diretamente, que é o que se passava no outro lado do Atlântico. As civilizações autóctones no Novo Mundo tiveram, a partir da conquista e da colonização, seu processo de evolução cultural praticamente interrompido. Nesse ponto, a colonização das Américas difere muito do processo colonialista da África e do Extremo Oriente. Às civilizações autóctones das Américas foram impostos novos modos de pensar, de explicar, de propriedade e de produção. Chegamos ao final do século XIX, quase 400 anos depois da imposição de uma nova história e do esquecimento forçado de tradições e percepções, e nos perguntamos qual teria sido, nas novas terras, o significado e a receptividade ao monumento que pretendia ser outra tentativa de uma Babel tão poderosa que se imporia ao Criador.

O PENSAMENTO CIENTÍFICO NO NOVO MUNDO

Mas estamos interessados em analisar sobretudo as relações entre as ciências, melhor dizendo entre o substrato ideológico que resulta do conhecimento científico e da evolução política dos novos países do outro lado do Atlântico, na mudança do século XIX para o século XX. Naturalmente, isso é cronologicamente muito vago e varia de país para país. Em geral, tínhamos apenas algumas décadas como Estados independentes naquele momento. Tampouco há uma modalidade única para essa análise. Os níveis de desenvolvimento econômico, social e político são muito diferentes. Ao utilizarmos, nas breves considerações sobre a Europa, categorias de análise como modos de explicação, de propriedade e de produção, estávamos implicitamente aceitando que esses são os mediadores entre o desenvolvimento científico e o panorama político então dominante.

No caso da América Latina, isso não é menos verdade. Podemos enfocar o desenvolvimento político dos novos países a partir de marcos comuns como o descobrimento, a conquista, a colonização e a independência. Houve substituição dos modos de explicação desenvolvidos ao longo de milênios pelos das novas metrópoles, mas que na verdade já estavam superados e ultrapassados por outros países do mesmo complexo cultural. Da mesma maneira, os modos de propriedade e de produção, obviamente relacionados com os modos de explicação, e que respondiam a um equilíbrio social conseguido após milênios de condicionamento às condições e necessidades locais, são então substituídos por produção destinada a satisfazer as necessidades da metrópole distante e por modos de propriedade que garantam esse tipo de produção. Terras e recursos naturais, que tradicionalmente são vistos como bens comuns, são subordinados a requerimentos de outros sistemas culturais e econômicos. Famílias que recebem favores reais e títulos de propriedade — lamentavelmente até hoje são consideradas como legítimas — formaram a base da elite crioula, obviamente viciada e comprometida por esses mesmos motivos, a partir da qual se originaram os movimentos de independência. Resumindo, a independência da América espanhola se dá em substituição de uma aristocracia dirigente nomeada pelos reis de Espanha por uma oligarquia crioula. No caso do Brasil, substituindo um rei português por um imperador também português. Os estilos de governo e a manutenção da ordem religiosa, militar e intelectual que chegaram com a conquista e que se impuseram — precariamente — durante o regime colonial, foram as marcas indisputadas da independência. O chamado processo civilizatório iniciado com a conquista não foi interrompido com a independência. A farsa da independência se mantém até os dias de hoje. A situação não é diferente quando se olha para os países de outras regiões do globo, cuja independência somente se logrou após a Segunda Guerra Mundial, particularmente a Índia e outros países do Extremo Oriente, grande parte do Oriente Médio e a quase totalidade da África.

O Brasil não fugiu às características gerais esboçadas acima e nos apresenta algumas particularidades resultantes do fato de a independência ter sido proclamada pelo próprio príncipe herdeiro da coroa portuguesa, que, segundo alguns, seguiu o conselho do pai e o fez "antes que algum aventureiro o fizesse"; segundo outros, por não se conformar com o fato de ter de voltar a reinar nas asperezas da Europa, abandonando as delícias encontradas na colônia. De qualquer maneira, o Brasil logra sua independência através de um processo suave, sem derramamento de sangue, uma ação em família, em 1822. O imperador D. Pedro I, herói da independência brasileira, renuncia poucos anos depois em favor de seu filho, também Pedro de Orléans e Bragança — depois coroado como Pedro II, Imperador do Brasil —, e retorna a seu país natal para restabelecer sua filha no trono. Nesse cenário de opereta, o Brasil tornou-se independente como uma monarquia e conseguiu maior estabilidade quando comparado aos seus vizinhos da América Latina. Teve uma monarquia constitucionalista, de 1822 a 1889, com apenas dois imperadores ao longo de todos esses anos, evitando lutas fronteiriças e disputas de poder pelos crioulos, que foram características das fragmentações territoriais dos vice-reinados espanhóis. Voltaremos ao caso específico do Brasil mais adiante.

OS MOVIMENTOS DE INDEPENDÊNCIA NO NOVO MUNDO

Em meio a inúmeros conflitos estabeleceram-se as novas fronteiras de uma América Latina independente, naturalmente influenciadas e favorecidas pelas conveniências das grandes potências européias, às quais se associam os Estados Unidos da América — politicamente, uma Europa de ultramar —, que então procuravam estabelecer novos raios de ação e de influência em meio às incertezas sociais e políticas que dominaram o final do século XIX e início do século XX.

Os movimentos independentistas se estabeleceram, propondo regimes populares mas que ao mesmo tempo mantivessem os privilégios dos herdeiros crioulos do autoritarismo monárquico. Uma exceção, no sentido de construir no Novo Mundo um Estado *europeo* moderno, foram as treze colônias britânicas, a origem dos Estados Unidos da América. Da mesma maneira que na demais colônias, prosseguiram na destruição das populações e culturas auóctones e das inúmeras culturas africanas que há dois séculos já se localizavam, como escravos, no Novo Mundo. Na verdade, a melhor maneira de interpretar a independência norte-americana é considerá-la uma revolução política inglesa deflagrada no outro lado do Atlântico, como propõe H. Aptheker. Outros movimentos de grande importância política na Europa, como o parlamentarismo inglês, que se estabeleceu de fato em 1689, e a Revolução Francesa de 1789, têm pouca repercussão nos movimentos de independência da América Latina no que se refere ao estabelecimento de repúblicas verdadeiramente democráticas no sentido de reconhecer os direitos dos povos conquistados, indígenas e africanos. Acrescente-se o fato de os dois grandes processos históricos do século XIX, ou seja, Revolução Industrial e os movimentos socialistas, terem visto nas colônias um elemento essencial para seu desenvolvimento. Ambos rejeitaram qualquer revisão do estatuto colonial.

Mesmo independentes, os novos países da América Latina representavam, economicamente, o mesmo que as colônias. Eram como novas colônias, sem as exigências e tensões das colônias efetivas. As novas nações, ao se afastarem das antigas metrópoles e romperem com os proprietários reais, beneficiários aristocratas dos favores da coroa, abriam suas portas à burguesia que lançava as bases de um capitalismo multinacional. Iniciava-se, assim, a partir da América Latina, um neocolonialismo que, mais de um século depois, atinge seu apogeu na África e no Oriente. Os movimentos operários e socialistas que surgem na Europa — e no seu prolongamento transatlântico, os Estados Unidos da América — em reação ao capitalismo burguês não se aplicam e não se preocupam com essa nova realidade, na qual se poderia, na melhor das hipóteses, identificar um movimento subproletário que procurava consolidar privilégios apoiados em diferenças raciais. As classes efetivamente escravizadas ou marginalizadas constituíram no século XIX uma apreciável força produtiva nos novos países, mas sem nenhuma participação na vida política e social. Por conseguinte, o potencial político e cultural dessas classes se manifestou através de folclores mais ou menos aceitos pelas classes dominantes e de movimentos políticos facilmente controláveis. A libertação dos escravos negros nos Estados Unids da América se deu por conveniência da nova burguesia industrial, enquanto se mantinha um estado de guerra, que perdurou até o século XX, com as nações indígenas autóctones. Já no Brasil, a tardia abolição da escravatura, em 1888, estabeleceu-se como uma etapa para a modernização da agricultura e da industrialização incipiente. Em conseqüência da sua própria marginalização educacional e do seu distanciamento dos centros de poder e de controle da propriedade e da produção, desenvolvem-se entre as novas classes dirigentes modos de explicação e manifestações conseqüentes, tais como religião, arte e ciência, todas naturalmente associadas às raízes culturais dessas populações no poder, porém intelectualmente marginalizadas, incorporando nesses modos e manifestações, que convencionalmente são chamados de populares, uma mescla de suas origens crioulas com a presença forte e intensa das raízes autóctones e africanas. Esse intenso potencial de miscigenação se manifestou culturalmente, mas não politicamente. Uma exceção tardia, porém notável, se dá com a revolução méxicana. Embora com fortes bases culturais resultantes das populações autóctones oprimidas e propondo modos de propriedade e de poder alternativos, pouco se obteve com relação aos modos de produção e aos modos de explicação. De qualquer maneira, embora talvez tenha sido a primeira revolução autêntica do Terceiro Mundo que logrou algum sucesso, a Revolução mexicana teve lugar nos anos 20 e escapa ao período abordado neste trabalho.

O MOMENTO CIENTÍFICO NA TRANSIÇÃO DO SÉCULO XIX PARA O XX

Voltemos aos anos de transição do século XIX ao século XX, quando a ciência moderna se estabelece com padrões de rigor matemático, apoiando-se em conceitos não contestáveis de verdade e de integridade. Esses conceitos se desenvolveram a partir das primeiras décadas do século XIX, culminando com a consolidação da matemática como o modo de pensamento por excelência do saber científico. O cálculo diferencial e integral encontra na análise matemática sua fundamentação rigorosa e amplitude total, abrindo as portas para novas teorias e novos significados para a álgebra, a geometria e a mecânica. As probabilidades e a estatística aparecem como novos ramos de importância para as ciências biológicas e sociais, e o próprio conceito de rigor encontra na lógica o instrumental necessário para seu manejo. Uma tecnologia sofisticada, baseada nos avanços científicos, exerce fascínio popular nos campos da agricultura, da medicina e, sobretudo, das comunicações, com a telefonia, o rádio e a fotografia, e posteriormente a televisão, dominando a imaginação popular. A instrumentação tecnológica, por sua vez, impulsiona e acelera e sobretudo direciona o desenvolvimento científico através das novas possibilidades experimentais que ela proporciona. Ciência e tecnologia se associam na busca de novas explicações e, inevitavelmente, resultam conflitos dessa mesma busca e das contradições sociais e políticas. Os novos modos de propriedade e de produção criam necessidade de novos modos de consumo, as explicações resultantes da própria ciência e da tecnologia dela derivada questionam esses mesmos modos de propriedade e de produção e, quase paradoxalmente, os próprios modos de explicação. Assim, fecha-se um círculo de implicações em que as próprias explicações são elementos de contestação dos modos de propriedade e de produção que elas mesmas, essas explicações, ajudaram a estabelecer. Figuras como Charles Darwin, Karl Marx e Sigmund Freud contestam as explicações e prenunciam a necessidade de uma nova ciência que começará a germinar na primeira metade do século XX.

Desde o início do século XIX nota-se a atração exercida sobre os intelectuais nas tentativas de se levar as explicações ao domínio da universalidade das atividades intelectuais, materiais e sociais. Auguste Comte (1789-1857), ao propor três etapas para as explicações — a teológica, a metafísica e a positiva —, é talvez o mais importante representante dessa atração. Sua teoria, o chamado positivismo ou ciência positiva, conduz a uma visão equívoca das ciências e de seu potencial para explicações absolutas, sobretudo no domínio social, e ao recorrer a um dogmatismo cada vez mais fechado e intransigente, converte-se numa verdadeira religião. Nessa forma atraente de propor um acesso rápido às explicações e, ao mesmo tempo, oferecendo uma verdadeira barreira de proteção contra os modelos de explicação que incorporam diferentes bases culturais e que, inevitavelmente, poderiam conduzir às contestações da ordem política, social e econômica estabelecida pelas "criouladas" independentistas que tiveram lugar em toda América Latina, as idéias de Auguste Comte mostraram-se atraentes para a nova intelectualidade desses novos países, a qual deveria justificar sua ascensão ao poder. Enquanto na França uma nova elite emanada das *grandes écoles* estava preparada para substituir as elites aristocráticas nos quadros dirigentes e administrativos do novo regime, as elites crioulas necessitavam não só da rápida legitimação de quadros como também da legitimação dos próprios dirigentes. O grande poeta haitiano Aimé Césaire retratou muito bem essa fase no seu drama *La Tragédie du Roi Christophe*. A efemeridade da proposta de Auguste Comte na própria França, esvaziada antecipadamente com o florescimento das *grandes écoles*, encontra recepção oposta na América Latina. Particularmente no Brasil, a recepção foi muito importante. Vamos nos limitar, no que segue, a uma análise do caso brasileiro.

A SITUAÇÃO ESPECÍFICA DO BRASIL

Os portugueses chegaram ao que chamariam Brasil em 21 de abril de 1500, capitaneados por Pedro Álvares Cabral. O período colonial se caracterizou por atividades que definiram os ciclos econômicos da extração madeireira, da produção açucareira e da mineração, sobretudo do ouro. O final do século XVIII revelou um movimento de independência sob a influência norte-americana, porém também francesa. A insurreição mais importante teve lugar em 1789 em Ouro Preto, no centro da produção mineradora de Minas Gerais. O movimento foi reprimido com muita violência, porém sua fragilidade e falta de base popular eram evidentes. Outras manifestações de independência foram facilmente reprimidas. As ondas de independência das colônias espanholas tiveram relativamente pouca repercussão no Brasil. O movimento intelectual era pobre, não havia universidades e nem o importante espaço político criado pelas reflexões científicas que foram fundamentais na elaboração do novo pensamento político europeu. Não nos esqueçamos que a Revolução Francesa teve, dentre os seus líderes, alguns dos mais importantes matemáticos da época: D'Alembert e os enciclopedistas, Condorcet, Carnot, Monge e outros. Uma menção especial deve ser feita às academias e sociedades letradas, que representavam um fenômeno cultural importante em Portugal e Espanha, a partir do século XVII; naturalmente isso se refletiu no Brasil, onde floresceram várias dessas instituições. A "Academia Brasílica dos Esquecidos", fundada em 1724; a "Academia dos Felizes", em 1736; a "Academia dos Seletos", em 1752, são alguns exemplos. Particularmente importante foi a "Sociedade Auxiliadora da Indústria Nacional", fundada em 1816, que talvez tenha sido o primeiro passo na participação do setor privado no esforço de modernização do país como um todo. A Sociedade oferecia facilidades para a importação de maquinaria, escolas para trabalhadores, todas gratuitas, onde ensinavam disciplinas que teriam alguma importância nas suas profissões, como geometria, mecânica aplicada, física, astronomia, aritmética, botânica aplicada e outras. Um fato da política européia será decisivo para o futuro do Brasil. No ano de 1808, para escapar à invasão napoleônica, toda a corte portuguesa, sob a regência do príncipe dom João, mudou-se para o Brasil. Como resultado, a corte precisou rapidamente criar condições para que uma capital colonial, no caso a cidade do Rio de Janeiro, funcionasse como a capital do reino de Portugal. A colônia, que até então não havia se beneficiado da modernização do século XVIII e início do século XIX recebeu a infra-estrutura necessária para ser uma capital do reino, tais como uma biblioteca, uma imprensa, um jardim botânico e uma academia militar, dentre inúmeras outras inovações. Os bafejos da "civilização", necessários para conduzir a vida administrativa, econômica, política e cultural do reino, chegaram ao Brasil. Em 1808 foi fundada em Salvador, Bahia, a Escola Médico-Cirúrgica, e em 1811 a Academia Real Militar, no Rio de Janeiro, os primeiros estabelecimentos de educação superior no país. Outras instituições de ensino superior, como os colégios jesuítas fundados no século XVI, eram de alcance limitado. Em 1816, ao morrer a rainha de Portugal, dom João assumiu como dom João VI, e estabeleceu o Reino Unido de Portugal, Brasil e Algarves, com a cidade do Rio de Janeiro como capital. Em 1821 a corte portuguesa voltou a Lisboa, deixando o príncipe Pedro, herdeiro do trono português, e casado com dona Maria Leopoldina de Habsburgo-Lorena, arquiduquesa da Áutria e filha de Francisco I, na condição de Regente do Brasil. Em 1822, o príncipe Regente proclamou a independência do Brasil do Reino Unido e estabeleceu o império do Brasil. O próprio príncipe se tornou o Imperador Pedro I. Em 1827 são criados cursos jurídicos em São Paulo e em Olinda. Em 1831 o imperador abdica em nome de seu filho, que se torna o segundo imperador, com o nome de Pedro II, e retorna a Portugal para restabelecer no trono sua filha D. Maria II. A dinastia de Orléans e Bragança, ligada por laços matrimoniais aos Habsburgo-Lorena, emprestou credibilidade ao novo império que se estabeceu no outro lado do Atlântico e Hemisfério Sul. São criadas, no Segundo Império, segundo o modelo das *grandes écoles*, várias escolas superiores. Em 1832 é fundada a Faculdade Nacional de Medicina do Rio de Janeiro; a Academia Militar transforma-se na Escola Politécnica do Rio de Janeiro, em 1874; a Escola de Minas de Ouro Preto, em 1876; e em 1893, a Escola Politécnica de São Paulo. Em todas essas instituições foi notável a influência das idéias positivistas. São muitas as respostas de explicação para essa influência: as inúmeras visitas de estudantes brasileiros na França, as missões francesas enviadas ao império do Brasil, as facilidades de importação de obras francesas, e outras causas. Ocorre-nos levantar uma hipótese sobre o sucesso das idéias positivistas no Brasil, na verdade em toda a América Latina, como resultado de um crescente sentimento antimonárquico que somente poderia florescer mediante a existência de uma doutrina legitimadora do poder republicano. A dificuldade de legitimação do poder já afligia os países latino-americanos que se tornaram independentes da monarquia espanhola. Ao contrário das treze colônias britânicas, onde a própria revolução de independência foi legitimada como um movimento político inglês e que partiu de um contexto ideológico originado na própria Inglaterra, nos países da América espanhola o que se viu foi uma mudança de poder sem mudança de estilo político e, conseqüentemente, com a necessidade de legitimar aqueles que nessas condições poderiam ser considerados "usurpadores" do poder "legítimo" do rei da Espanha. Semelhante ao que aconteceu na França com a criação das *grandes écoles*, que serviram como legitimadoras de uma nova aristocracia, não mais de sangue mas de saber, e de onde sairiam os quadros que substituíram a antiga aristocracia na gestão do país (o papel dos condes e duques passa a ser desempenhado pelo *ancien élève*), as preocupações de um nível superior, como o aperfeiçoamento político e os mecanismos de ascensão ao poder nas novas nações da América espanhola, abriram espaço para uma ideologia que, embora antimonárquica, conservava o mesmo estilo da aristocracia que deveria ser substituída, e ao mesmo tempo permitia formar os quadros necessários para a tão necessária modernização. O positivismo oferecia essas duas perspectivas, elevando a cultura, o conhecimento e a ciência adquirida a estudos sem qualquer discriminição, acessível a todos, até mesmo à plebe, como o valor máximo, o substituto legítimo do poder aristocrático, hierarquizado por um conceito de ordem racional e compatível com essa ciência adquirida. Para o movimento republicano no Brasil, essa ideologia fornecia o substituto adequado para a legitimação incontestável do poder monárquico.[6]

O contexto da busca de uma legitimação do poder alternativa à legitimação oferecida pela Igreja como representante divina, leva a um processo de mistificação do conhecimento que se apóia em um sistema quase dogmático de códigos e normas que garantem uma ordem social rígida e ao mesmo tempo são uma alternativa às normas divinas. Nesse espaço seria possível até mesmo criar uma "nova Igreja" e as sedes positivistas ganham o caráter de templos. Seu acesso é aberto a todas as camadas da população, desde que sejam cumpridos os padrões de rigor e de ordem que o conhecimento científico impõe, conhecimento esse que atinge todas as áreas do saber moderno hierarquizadas segundo critérios que colocam como protótipo e objetivo final a matemática, um ideal a que chegarão eventualmente todas as disciplinas no curso de seu aprimoramento. Nada poderia ser mais atraente a uma classe que se sente insegura em conseqüência da retirada de seus mecanismos legitimadores amparados no poder divino. Tudo isso é, então, substituído por uma estrutura também incontestável, que é a ciência positiva.

Ao mesmo tempo, a formação de quadros para um Estado moderno é essencial. A aristocracia, detentora da propriedade e dos meios de produção agrícola, sente a perda de controle sobre uma artesania que cada vez mais se aproxima da produção industrial. Esboçam-se, assim, as primeiras tentativas de qualificação para o trabalho e a exigência de graus acadêmicos, que começam a mesclar seu objetivos de mantenedores do poder que começa a escapar das classes proprietárias com o ideal democrático revolucionário de iguais oportunidades de educação para todos. De fato, a criação de sistemas universais de educação elementar é essencial como etapa inicial para a formação da mão-de-obra qualificada que vai substituir camponeses e artesãos, e ao mesmo tempo preparar os quadros especializados para uma administração mais complexa, o que A. A. Upinsky chama de *apparatchiks*; são eles que irão substituir a aristocracia na condução das coisas da sociedade.[7] Mas é também muito importante para os novos regimes que, ao mesmo tempo, esses sistemas universais de educação elementar se tornem fundamentais para manter os sistemas de consumo, criando hábitos e necessidades de consumo, sem os quais os novos modos de produção não poderão sobreviver. A mobilidade de um grande número de pessoas, enormemente facilitada pelas ferrovias a partir do primeiro quarto do século XIX, e que no Brasil só acontece em 1854 por iniciativa do barão de Mauá, a urbanização e o desenvolvimento dos meios de comunicação favorecem um processo de universalização dos movimentos religiosos, artísticos, filosóficos, científicos e políticos, e o aparecimento de organizações supranacionais, sobretudo agregando as novas categorias de operários que surgem em função do desenvolvimento industrial e conduzem a estratégias internacionais de união para contrabalançar o poderio crescente dos detentores dos meios de produção.

Assim, a cultura e a produção e, conseqüentemente, o consumo, universalizam-se. O ingresso rápido dos novos países na comunidade de países independentes cria um campo de consumidores da nova produção industrial e de massa, e isso exige que o consumidor cativo das colônias seja transformado em consumidor "livre". A transformação desses mercados e a criação de novos hábitos de consumo passam a ser um objetivo da nova educação, assim como a colocação de novos trabalhadores, agora livres, nos países onde a mão-de-obra se racionalizou graças aos meios científicos de produção, e mesmo os serviços mais simples, como limpeza e construção, passam a exigir algum grau de formação. A nova educação de massa deve responder a esses dois objetivos[8].

Atingir um estágio de modernização implica dominar os conhecimentos científicos e, mais uma vez, o positivismo propõe um método seguro, organizado e hierarquizado de avançar nessa direção, o que é altamente atraente. Estruturar a sociedade moderna sob uma burocracia cartorial e, ao mesmo tempo, oferecer colocação para trabalhadores livres vindos de países onde a mão-de-obra se racionalizou graças aos meios científicos de produção, exige meios rápidos de modernização de idéias e de sistemas. Atingir o mais rapidamente possível um estágio de conhecimento científico para permitir a produção moderna, estruturar a sociedade sob uma burocracia eficiente e cartorial que legitimize o *status quo* do crioulo, ao mesmo tempo que legitimiza o poder que substituiu o poder monárquico, são o foco da modernização das novas nações independentes. Tudo isso tem na doutrina de Auguste Comte um suporte teórico e não nos surpreende que o movimento republicano se entusiasme com o positivismo. A metade do século XIX assiste na Europa ao surgimento de um movimento revolucionário cujo suporte teórico é encontrado em Karl Marx, nas nações que já haviam ultrapassado a revolução social (Europa central, Estados Unidos da América); mas nas nações periféricas, que questionam o poder colonial ou monárquico (casos do Brasil e da Rússia), o suporte teórico encontra-se em Auguste Comte. Nos países do Novo Mundo, o positivismo, elevado à categoria de quase Igreja, proporciona o que é necessário para entrar na era científica e na modernidade social e política. No Brasil a libertação tardia dos escravos e a substituição deles por trabalhadores livres abre espaço para a imigração de indivíduos com idéias sociais mais avançadas, muitas vezes já com experiência da militância política e maior tradição educativa. O império, símbolo do colonialismo *démodé*, não tarda a ser substituído pela República, em 1889, poucos meses após a comemoração do Primeiro Centenário da Revolução Francesa, de forma elegante e cavalheiresca, com a cúpula revolucionária acompanhando o imperador na sua partida para o exílio, depois de lhe oferecer um saquinho com terra do Brasil para que possa, em terras distantes, repousar sua cabeça em solo da Pátria Amada. Surge, assim, o país Estados Unidos do Brasil, sob a presidência do marechal Deodoro da Fonseca, que adota a mesma bandeira imperial, substituindo o brasão pela esfera azul-celeste que retrata o céu do Rio de Janeiro, atravessada por uma faixa branca com o lema positivista "Ordem e Progresso".

A legitimação do poder se dá com relativa facilidade com a fundamentação filosófica que o positivismo oferecia. As oligarquias agropecuárias mantêm seu poder, e a industrialização procede timidamente sob a orientação dos egressos das *grandes écoles*, dominadas por um corpo docente eminentemente positivista. O ideário positivista domina a estrutura curricular das carreiras científicas, tecnológicas e médicas. Problemas de saneamento e vacinação encontram séria oposição. O episódio Oswaldo Cruz é bastante conhecido. O papel da matemática, por várias razões aproximada do positivismo, é particularmente interessante. Dentre as várias disciplinas do complexo curricular, a matemática tem inegavelmente uma posição de destaque. Primeiro, ela está presente em todas as séries de todos os graus. Além disso, carrega uma conotação de superior às demais disciplinas. Chega-se ao absurdo de ver alguém defendendo o critério de que quem é bom em matemática aceitavelmente pode não ser bom no resto.

Uma nova e importante área de pesquisa e de ação em educação vem sendo chamada de "política da educação matemática". Essa área está na interface da sociologia do conhecimento e da política, intermediada pelo sistema educacional. No caso específico da matemática, a idéia central é que o pensamento matemático, que se originou no mundo grego, está intrinsecamente associado ao pensamento político, que teve mesma origem. Matemática e ciência, assim como as instituições sociais e políticas, ganham corpo durante o império romano e a Idade Média, e com a intermediação árabe culminam no lançamento das bases da ciência moderna e do Estado moderno, no Renascimento. A partir do século XVI começa a se esboçar o domínio da matemática no que viriam a ser ciência moderna e a tecnologia, o mundo industrial e o colonialismo, permeando sistemas sociais, econômicos e políticos. Muito do que se faz em matemática no sistema escolar tem grande repercussão social, tais como cálculo de salários e preços, avaliações escolares e profissionais, e testes em geral, e é fácil notar como essas quantificações colocam a matemática a serviço do poder, sendo, de fato, um instrumento de poder. O sistema, o governo e as empresas, todos associados, são levados adiante graças aos *apparatchiks*, os administradores; e os administrados, ou seja, o povão, pouco entendem sobre o que se passa devido a um sistema educacional mistificador. Nessa mistificação, o papel da matemática é fundamental.

Há nas sociedades modernas uma verdadeira polarização entre um *país legal*, o dos administradores, e um *país real*, o dos administrados, e a matemática se presta para selecionar e determinar o perfil daqueles que serão os *apparatchiks* do sistema. É preciso destacar como o espírito matemático proporciona a unidade misteriosa que mantém, através do apoio e da proteção mútuos, os *apparatchiks*. Sou tentado a comparar a imagem do *apparatchik*, como descrita no notável livro já citado de A.A. Upinsky, ao burocrata, ao militar, ao religioso fanático, ao cientista especializado, enfim, a todo aderente fiel e subordinado a um sistema — portanto, por que não ao professor e particularmente ao professor desta ou daquela disciplina?

Voltando à situação brasileira na virada do século, vêem-se os latifundiários e os novos industriais nos poucos centros urbanos de maior porte recorrerem a uma mão-de-obra livre, em grande parte constituída de europeus politicamente conscientizados e frustrados pelo conservadorismo social e político de seus países, o que os forçou a emigrar com a ilusão de um novo pensar no Novo Mundo. Estes se defrontaram com problemas semelhantes e foram levados a se organizar em movimentos cooperativistas, sobretudo nas regiões agrícolas e nos grandes centros urbanos, as organizações anarco-sindicalistas. Em meio a conflitos internos, o poder das oligarquias fica praticamente intocado até a revolução de 1930, sob a liderança de Getúlio Vargas, que foi o primeiro movimento político de porte e de sucesso em direção à modernização política do país. A partir de Getúlio Vargas, inicia-se a modernização política, econômica e intelectual do Brasil. Paradoxalmente, essa modernização teve seu ponto de partida após a derrota do movimento reacionário, a chamada Revolução Constitucionalista, deflagrada em 1932 em São Paulo contra o governo federal. Também como conseqüência desse movimento, deu-se a criação efetiva da primeira universidade no país, a Universidade de São Paulo, em 1933, estruturada modernamente e abrindo um notável espaço para uma verdadeira revolução intelectual. Outras tentativas de criar uma universidade são registradas, mas nenhuma conseguiu efetiva implementação, antes da Universidade de São Paulo.

Notas

1. Utilizamos aqui o termo "dualidade" como ele é aceito na nomenclatura matemática atual. Nos penitenciamos pela escorregada no disciplinar. Afinal, cada um é o produto de sua história de vida. Carregamos nosso passado, para o bem ou para o mal. A autocrítica permanente permite fazer romper esse equilíbrio em direção ao bem... Espero.
2. Além das obras de nossa autoria citadas no texto ou seja, *Da Realidade à Ação: Reflexões sobre Educação (e) Matemática*, Summus Editorial, São Paulo, 1986 (2.ª ed. 1988) e *Etnomatemática: Arte ou Técnica de Explicar e Conhecer*, Editora Ática, São Paulo, 1990, ver nosso artigo "Do Misticismo à Mistificação", *Anais DO II CLHCT*, org. U. D'Ambrosio, Nova Stella, São Paulo, 1989; pp. 505-514.

3. Para uma discussão mais extensa ver meu livro *Etnomatemática: Arte ou Técnica de Explicar e Conhecer*, Editora Ática, São Paulo, 1990.
4. Esta breve descrição da pré-história do homem segue em linhas gerais a proposta de Robin Dennell: *Economic European Prehistory. A New Approach*, Academic Press Inc., Londres, 1985. Como o próprio título sugere, a visão de Dennell difere, em muitos pontos, daquela de outros pré-historiadores, sobretudo ao romper com a periodização tradicional que se baseava em mudanças na utilização de instrumentos, e propor uma análise dos recursos utilizados e das estratégias de subsistência dos hominídeos. O quadro a seguir é praticamente devido a Dennell.
5. O analfabetismo de Maomé, na doutrina islâmica, corresponde, na doutrina cristã, à virgindade de Maria. A excepcionalidade de Maomé entre os demais homens está em escrever um livro literária e gramaticalmente perfeito sendo analfabeto, enquanto a excepcionalidade de Jesus entre os homens está em nascer de uma virgem. O verbo divino se faz livro (de fato, Corão significa, na sua etimologia mais pura, mensagem oral) no islamismo, enquanto o verbo divino se faz homem no cristianismo. Ambos implicam a excepcionalidade de seus agentes.
6. De fato, o recrutamento de quadros para uma vida administrativa e econômica de crescente complexidade, isto é, a formação de uma nova burocracia, e a legitimação do poder emanado do povo e não mais por delegação divina, sempre têm sido pontos fundamentais nos processos políticos revolucionários. Graças à elevação da Constituição a um *status* quase sagrado, os Estados Unidos puderam superar a crise de legitimação, e o problema de formação de quadros não se coloca, uma vez que efetivamente a revolução americana pode ser interpretada como o sucesso de uma dissidência no sistema político inglês, como bem coloca Herbert Aptheker. Ver, por exemplo, seu *A Documentary History of the Negro People in the United States*, Citadel, Nova York, 1974. Pela mesma razão pode-se atribuir o grande sucesso do positivismo na instituição da URSS. O mesmo se dá no caso da independência dos países subordinados à coroa espanhola, em que o movimento é essencialmente um movimento de criuolos insatisfeitos com o manejo das coisas coloniais e não um movimento com ideologia antimonárquica. No Brasil o problema da legitimação é solucionado facilmente por uma independência "em família". O poder independente é legitimado pelos mesmos princípios que legitimavam o poder colonial, e os quadros são os mesmos que serviam ao poder colonial. A necessidade de legitimação vai se manifestar no movimento republicano e se vê aí um prenúncio de saudosismo monárquico na própria construção ideológica da República.
7. Ver Arnaud-Aaron Upinsky: *A Perversão Matemática*, Livraria Francisco Alves, São Paulo, 1989 (ed. orig. 1982).
8. A produção de massa não é uma resposta à demanda da população e necessita ser *colocada*. O marketing do produto se torna tão essencial quanto o produto em si, e o marketing exige um mínimo de formação, de *educação universal* ou alfabetização de massa.

III

Além das disciplinas: reflexões sobre transdisciplinaridade geral

Roberto Crema

ÍNDICE

Introdução 131
O esfacelamento do humano 133
Uma recordação da infância 135
Aprendendo com as baratas e os dinossauros 137
Evoluir ou explodir 139
O brado de Veneza 141
Duas asas para voar 145
A face dupla de um deus 149
O corpo caloso 153
A base individual 155
   As funções psíquicas 156
   Os estados de consciência 156
   Os chakras 157
Uma nova linguagem 159
Antigos e novos terapeutas 161
Uma experiência em ação 167
Espaço experiencial 171

*Portanto, fiquemos alertas — alertas em duplo sentido.
Desde Auschwitz nós sabemos do que o ser humano é capaz.
Desde Hiroxima nós sabemos o que está em jogo.*

VIKTOR FRANKL

INTRODUÇÃO

A abordagem holística da realidade é transdisciplinar. Embora estejamos nos primórdios da sua compreensão e aplicação, podemos já vislumbrar o vasto alcance do seu potencial transmutador, na direção de uma atitude integrativa e inclusiva frente ao real.

Transdisciplinaridade, na sua acepção literal, significa *transcender a disciplinaridade*. Torna-se prioritário, portanto, entendermos a disciplinaridade moderna, sua origem, função e limitação diante dos novos desafios contemporâneos.

O enfoque disciplinar, na atualidade, pode ser considerado um dos frutos mais típicos e substanciais do racionalismo científico, que modelou, nos últimos séculos, a mente e a atitude básica do ocidental. A universidade moderna caracteriza-se por três fragmentos principais: o físico, o biológico e o humano. Cada um desses ramos, por sua vez, estilhaçou-se em dezenas de sub-ramos, dedicados a objetos gradativamente mais específicos e de mínimo alcance. O instrumento básico desta perspectiva, portanto, é o método analítico.

Analisar é fracionar um todo nos seus elementos constituintes. É um método de decomposição, centrado nas partes, desenvolvido no século XVII por Descartes, por muito bons motivos. Graças ao eficiente bisturi analítico, conseguimos superar o paradigma escolástico aristotélico-tomista medieval, que mesclava religião com ciência, numa simbiose obscurecedora, caracterizada pela supremacia do fator subjetivo e transcendente sobre o objetivo e imanente. Nos seus momentos mais sombrios, essa mistificação revelou-se pavoroso terrorismo consciencial. O Iluminismo foi um saudável movimento compensatório, de resgate da razão e da objetividade científica.

O enfoque disciplinar analítico gerou a especialização. A sua necessidade deveu-se à vastidão do conhecimento humano, especialmente a partir da Revolução Científica, e à divisão de trabalho, a partir da Revolução Industrial. Diante do acúmulo crescente do saber-e-fazer humano, foi sepultado o ideal do gênio enciclopédico e pluriapto, do "homem total". O especialista, *expert* na parte, passou a ser o novo herói. Navegante do minúsculo, vidente do mínimo, o que sabe quase tudo de quase nada, caracterizado pela unilateralidade de visão e de ação: o exótico que todos somos, após algumas décadas de estudo e clássica modelagem educacional.

Como sabemos, o reducionismo e a insuficiência desse enfoque suscitaram inteligentes alternativas reparadoras, como as abordagens múlti, pluri e interdisciplinar. Como os termos indicam, entretanto, sempre ainda na órbita disciplinar: uma produtiva e ampliada dialogicidade entre os muitos discursos e enfoques do mesmo racionalismo científico.

Transdisciplinaridade é um significativo passo além, um avanço qualitativo. Representa a convocação para a mesa de reflexão e sinergia, ao lado dos cientistas e técnicos, dos "exilados" do exaltado império da razão: os artistas, os poetas, os filósofos e os místicos. Vale dizer, o retorno à qualificação desses navegantes da subjetividade, da alma e do absoluto, condenados a um quase ostracismo e à marginalidade nesses últimos "iluminados" séculos.

Na Universidade Holística Internacional de Brasília, definimos a transdisciplinaridade como o encontro de várias áreas do conhecimento em torno de uma axiomática comum, ou princípios comuns subjacentes. Pode ser *parcial*, quando conjuga um número limitado de áreas ou disciplinas, ou *geral*, envolvendo uma axiomática comum entre ciência, filosofia, arte e tradição de sabedoria. Essas reflexões circunscrevem-se ao campo da transdisciplinaridade geral, a partir de uma ótica dominantemente psicoantropológica.

Aqui interessa indagar: por que a premência?

O ESFACELAMENTO DO HUMANO

Sofremos as conseqüências do condicionamento materialista, mecanicista e reducionista, implícito no paradigma cartesiano-newtoniano que caracteriza a Idade Moderna. Descartes afirmava que os filósofos da sua época não compreendiam o homem por não compreenderem suficientemente a máquina. A vitoriosa metáfora cartesiana do homem-máquina foi ampliada e projetada ao Cosmos pelo gênio de Newton, na sua Física Mecânica, que foi identificada, durante séculos, com a própria ciência. Foi assim que o determinismo mecanicista entranhou-se, visceralmente, no racionalismo científico.

O homem, então, se fez máquina. Robotizou a sua mente e mecanizou sua rotina existencial. Reduziu o seu Mistério a engrenagens. *Nous*, o espírito, degenerou-se em intelecto, como denunciou Jung.

A existência foi compartimentalizada. Das oito às dezoito horas, o indivíduo veste uma *persona* profissional. Em casa, ostenta outro papel — de pai, mãe, filho, irmão etc. Folga no final de semana e, geralmente na manhã de domingo, aparamenta-se de religioso. No banheiro relaxa. Uma vez por ano tira férias dos pápeis habituais, troca de rotinas. E quase nunca se pergunta: além desses papéis triviais, quem sou eu?

Sendo tratado e tratando-se como máquina, o cidadão é confiado aos técnicos. Se o seu problema parece ser o coração, por exemplo, é conduzido a um técnico de coração denominado cardiologista. Assim como quando o cano de escapamento do seu carro estraga e é levado a uma oficina tipo "Só Escapamento". Da pré-maternidade ao cemitério e à missa do sétimo dia, a vastidão do indivíduo é entregue aos técnicos, especialistas em fragmentos. A que preço?

Alienação e empobrecimento do *ser*. Perda do encantamento advindo da inteireza. Redução a uma miséria qualquer.

Cada um aperta, *ad infinitum*, o parafuso que lhe cabe. A genial sátira de Chaplin, *Tempos Modernos*, muito bem o demonstra. O filósofo pensa, o matemático calcula, o seminarista reza, o padeiro faz pão, o poeta sente, o marceneiro martela, o místico delira, o cientista comprova, o professor ensina... e tantos parafusos mais. Esse retalhamento de funções conforma a ratoeira da dependência generalizada. Todos dependemos de todos. Alienados da consciência de inteireza, sofremos de um tipo de invalidez psíquica e de certa imbecilidade funcional. Enfim, de infelicidade crônica, pois a autêntica felicidade é uma função da capacidade do indivíduo ser inteiro e verdadeiro. Ser feliz é ser o que se é. Nem mais, nem menos.

UMA RECORDAÇÃO DE INFÂNCIA

Ocorre-me uma antiga lembrança, tocante e singela, que pode ser esclarecedora neste tema. Um dos meus muitos irmãos sempre destacou-se pelo rigor e perfeccionismo no cumprimento de suas tarefas. Nessa época a que me reporto, início da sua puberdade e natural despertar sexual, certamente o seu ser biológico e instintivo encontrava-se em plena batalha com o rígido e repressivo catolicismo que imperava em nossa numerosa família. Foi quando o mano começou a comportar-se de uma estranha maneira que consistia em ficar balbuciando, quase imperceptivelmente, durante longos intervalos de tempo. Tornou-se cada vez mais arredio, fugindo do contato com as pessoas, principalmente das meninas e mulheres. No silêncio da noite dava-me conta de que ele rezava, quase sem parar e progressivamente mais alto. Nessa ocasião, habituei-me a dormir embalado ao som aflito de suas orações.

Diante dessa crítica situação que se agravava, nosso pai tomou uma iniciativa quando o mano estendeu a sua evitação de contato inclusive à própria mãe. Levou-o, então, ao Dr. Francisco, o clínico geral de nossa pequena cidade do interior de Minas.

Posso imaginar o Dr. Francisco auscultando o mano, observando sua língua, fazendo-lhe perguntas gerais e o ouvindo com atenção. No final, ele sentenciou intuitiva e solenemente: "Seu Lelé, dê uma bicicleta para o seu filho!"

Prescrito e feito. Lá se foi o meu mano com a sua bicicleta reluzindo de nova, pelas ruas afora. Pedalando mais, rezando menos e voltando, alegremente, ao nosso convívio. Até que pude, novamente, ouvir os grilos da noite ao invés do tique das suas rezas que nunca mais retornaram.

Confesso que, durante um longo tempo, dei para planejar, febrilmente, astuto plano de imitação, cobiçando uma bicicleta novinha. Acabei desistindo por não querer subestimar a inteligência de nosso severo pai...

Pergunto-me, agora, o que teria sucedido se, numa cidade maior, o nosso pai tivesse levado o mano a um 'técnico em mente', especializado e ávido em fornecer diagnósticos psicopatológicos. Qual teria sido a sua prescrição? E que tratamento substituiria a linda bicicleta do felizardo mano?

É importante ressaltar que a metáfora do Dr. Francisco aqui utilizada não pretende fazer nenhuma simplista apologia do generalista *versus* o especialista. Essa polaridade necessita ser transcendida e me estenderei sobre este tema, posteriormente. O que destaco é a necessidade de conjugar o enfoque racional com o intuitivo, a mente sofisticadamente treinada com a virtude da simplicidade e da visão direta, além dos conceitos, dos rótulos e dos preconceitos.

APRENDENDO COM AS BARATAS E OS DINOSSAUROS

Os dinossauros povoaram a Terra, segundo pesquisas geológicas, em número um pouco maior do que a atual população humana: aproximadamente sete bilhões de fantásticas quase-máquinas vivas, de diferentes tipos e dimensões. Após alguns tranqüilos milênios, sobreveio a catástrofe na forma de drásticas mudanças geológicas e climáticas provavelmente causadas pela queda de meteoro gerando uma megacrise ambiental. Os dinossauros eram demasiado "especialistas" e rígidos nas suas rotinas. Não se adequaram aos novos tempos. Hoje apenas povoam os museus e a nossa imaginação.

As também pré-históricas baratas, contemporâneas dos dinossauros, sempre notabilizaram-se pela flexibilidade adaptativa e grande potencial de mutação. Sobreviveram a todas as catastróficas mudanças naturais. Continuam sobrevivendo aos nossos inseticidas. E hoje povoam todo recanto — do gélido Pólo Sul ao Everest, do tórrido deserto às profundezas marinhas — para o nosso espanto.

Outra interessante lição: a mão humana, dizem os antropólogos físicos, é um fóssil vivo. Nossos primevos antepassados não especializaram as suas mãos que conservam uma característica primitivamente maleável. Através dessa flexibilidade o *homo sapiens sapiens* logrou espetacular salto evolutivo: a manipulação de objetos. Inaugurou-se uma situação inédita; em vez de apenas adaptar-se ao ambiente — como as baratas —, o nosso vitorioso antepassado passou também a transformá-lo, pela práxis, adaptando-o a si mesmo. Surgia, então, a civilização como um ambiente secundário e artificial criado através do poder manipulatório criativo que se refletiu no desenvolvimento do córtex cerebral humano, graças à retroalimentação práxis-consciência.

Nossos parentes menos bem-sucedidos do reino animal, os grandes monos, especializaram demasiadamente as mãos no movimento preênsil. Tornaram-se exímios acrobatas. Ganharam no trapézio e não chegaram à pena, à arte, ao poema.

A cada vinte minutos, dizem os biólogos, uma espécie se extingue em nosso planeta. Várias já extinguiram desde que comecei a escrever estas reflexões. Óbvia constatação: quanto mais especializada, mais risco corre a espécie de extinguir-se. Óbvia razão: tudo é impermanente, só há porvir, como bradava Heráclito com os seus rios na antiga Grécia. Seguir rotinas atitudinais rígidas, no oceano do vir-a-ser, pode ser fatal.

Agora, encaremos os fatos. Nos últimos quatro séculos, atiramo-nos à frenética tarefa de especializar nossas mentes. No inicio, num movimento compensatório salutar, já foi dito, cumprindo uma necessária e fundamental função histórico-cultural. Depois, por puro condicionamento dissociativo. Esclerosamo-nos no outro extremo da polaridade. Ser especialista tornou-se fado e fardo cultural. Unilateralidade de visão adquiriu *status*. Desconectados de uma visão global, tornamo-nos sofisticados prisioneiros das frações.

Bukminster Fuller desenvolveu a intrigante tese dos "Grandes Piratas" que, na época das navegações, explorando as rotas marítimas, descobriram o fabuloso poder decorrente do conhecimento de outros continentes e culturas. Constataram que deter um saber mais amplo e global pode ser um eficaz instrumento de dominação sobre os que vivem encapsulados num mundo restrito e parcial. Para controlar e subjugar, os "Grandes Piratas", segundo Fuller, incentivaram a abordagem disciplinar da especialização, seguindo o lema *dividir para conquistar*, princípio maquiavélico básico. A especialização passa a ser, neste enfoque, uma forma elegante de escravidão.[1]

O agravante decisivo dessa situação é o acelerado ritmo de transformações que fornece o matiz característico do nosso momento histórico. Não apenas presenciamos marcantes mudanças geológicas e climáticas decorrentes, sobretudo, do desequiliíbrio de nosso ecossistema planetário. A nossa espécie vive também uma impactante transição conceitual, valorativa e atitudinal. A Crise da Crisálida. Estamos navegando para uma nova Idade da Consciência: a Idade do Ser, do Eu Sou. Na hora do mutante que vivemos, todos estamos sendo convocados para o resgate da consciência de inteireza.

A atitude insistente no desenvolvimento exclusivo da esfera especializada do ser humano comporta, atualmente, um risco real de dimensão fatídica para a humanidade. É também um absurdo, pois tudo indica que o especialista tende, nesta época da informática, a ser substituído pelos computadores, notoriamente mais eficientes nesse tipo de atuação. Segundo Fuller, estamos mesmo sendo forçados a resgatar nossa mente abrangente inata, característica ímpar do humano.

EVOLUIR OU EXPLODIR

Uma das mais perversas conseqüências da fragmentação epistemológica encontra-se escandalosamente estampada nos jornais e periódicos do nosso cotidiano, horrorizando o dotado de um mínimo de visão e de sensibilidade: a violência, a corrupção, o cinismo e a imoralidade generalizada. É uma atitude por demais simplista responsabilizar apenas um governo, por mais exemplar que seja, desse caos e desvio, por esta sombria situação que, com indignação, testemunhamos.

O divórcio entre a ciência e consciência encontra-se na base da decadência ética e institucional do Ocidente. Quando a unidade do conhecimento foi fragmentada em ciência, filosofia, arte e tradição espiritual, a roda do desastre foi posta a funcionar. Gradativamente, introjetamos a absurda classificação de ciências "exatas" e "humanas" (as primeiras seriam inumanas?!). O mito da objetividade, o tabu da isenção valorativa e o método de separatividade entre o sujeito, o objeto e o conhecimento resultaram numa sofisticada ciência-tecnologia destituída de alma e espírito. Ética, estética e *pneuma* foram banidas dos domínios ditos científicos, e essa perigosa patologia dissociativa adquiriu estatuto e *status*. Não é de espantar, portanto, que profissionais e técnicos bem-sucedidos, muitas vezes em altas posições dirigentes, tratem da dimensão social apenas manipulando números, estatísticas e gráficos, desdenhando, solenemente, a dimensão essencial dos valores. O humano foi reduzido a "recurso humano", palavra desumanamente injuriosa, sustentada por uma atitude filosófica mecanicista utilitarista implícita, tão evocada, inclusive, por representantes das ditas ciências "humanas".

"O pior perigo da humanidade é o cientista alienado!", sentenciou o físico Oppenheimer, depois de quase enlouquecer, quando o cogumelo atômico pulverizou Hiroxima, Nagasaki e a nossa consciência. Produto primoroso de cientistas capazes e zelosos, como o próprio Oppenheimer. Também um sintoma estarrecedor, denunciando a esquizofrênica e catastrófica cisão entre o conhecimento, o amor e a compaixão.

O desenvolvimento de uma perspectiva transdisciplinar tem a ver, portanto, com a própria perpetuação da nossa espécie. A hipertrofia da função analítica, o "analisicismo", determinou uma patogenia perigosamente dissociativa e desvinculativa. Enfatizar as fronteiras, separando o que a própria Natureza une, bem o sabemos ao longo de toda a História, conduz a conflitos e guerras, em níveis intrapessoal, interpessoal e internacional. Nesse sentido, o despertar da mente sintética e o restabelecimento de uma *aliança* entre ciência e consciência pode representar um salto evolutivo no saber-e-fazer humano, prevenindo-nos contra o destino trágico dos dinossauros.

Cabe ressaltar, com clareza, que transcender as disciplinas de modo algum significa negá-las. O enfoque transdisciplinar não é contra a especialização e reconhece sua necessidade e importância. O que se postula é a abertura do especialista ao *todo* que o envolve e à dialogicidade com outras formas de conhecimento e de visões do real, visando a complementaridade. Postula-se também a motivação e disponibilidade para o imprescindível atuar em equipe, o desafio da convivência com a diversidade. A proposta é transmutar o especialista fechado em especialista *pontifex*, construtor de pontes, consciente da dinâmica todo-e-as-partes, que seja capaz, também, além de fracionar, de vincular e restaurar.

O BRADO DE VENEZA

A Declaração de Veneza (1986), documento singular derivado do colóquio promovido pela Unesco, "Ciência e as Fronteiras do Conhecimento: Prólogo do nosso Passado Cultural", sob o patrocínio do Fórum Sobre Ciência e Cultura e elaborado por um seleto e representativo grupo de cientistas, filósofos, artistas e representantes de tradições espirituais, é um marco histórico na direção da nova transdisciplinaridade. Denunciando que os valores predominantes em nossa cultura se fundamentam no determinismo mecanicista, no positivismo e no niilismo, ameaçando a própria vida da humanidade, foi convocado o urgentíssimo início do diálogo entre a ciência e outras vias do conhecimento. Ao invés do antagonismo, declarou-se a *complementaridade* entre a ciência e a tradição espiritual, como um espaço de encontro e alquimia de onde emergirão uma nova visão de homem e uma nova epistemologia.

Chamando a atenção para o perigo de uma proposta utópica, fechada ou totalitarista, o documento de Veneza, assinado por autoridades de notável saber, reconhecidas internacionalmente em suas diversa áreas de atuação, proclama a premente necessidade de uma "pesquisa verdadeiramente transdisciplinar em intercâmbio dinâmico entre as ciências 'exatas', as humanas, a arte e a tradição". Reconhece, também, que essa abordagem se inscreve no nosso próprio cérebro através da interação dinâmica entre os seus dois hemisférios, representando maior aproximação do que chamamos de realidade e um valioso instrumento no enfrentamento dos novos desafios.

Vale afirmar que essa abordagem não é um retorno simplista à milenar visão das tradições, o que redundaria em reducionismo, pois pressupõe a complementaridade sabedoria tradicional *e* ciência, na modalidade como esta última foi desenvolvida principalmente a partir do século XVII no Ocidente. Dessa sinergia resultará uma nova forma que suplantará o que conhecemos como ciência e tradição, e que Nicolescu denomina metaciência[2] e Jean Guitton, metarrealismo.

Foi incrível o poder deflagratório dessa declaração por ter caído em solo fértil, regado por uma crise sem precedentes e uma imensa perplexidade diante do fracasso evidente das principais ideologias contemporâneas. Representou, ao mesmo tempo, brado e senha. Brado de alerta, de que não há mais tempo a perder e que o momento é de ousar. Senha para os conspiradores e mutantes de uma nova conciência emergente, os inquietos exploradores de novos caminhos na pós-modernidade.

Esse notável documento desdobrou-se e ampliou-se, posteriormente, sempre sob a égide da Unesco, através da Declaração de Vancouver sobre a "Sobrevivência no Século XXI" (1989) e a Declaração de Belém, "Em Direção à Ecoética: Visões Alternativas de Cultura, Ciência, Tecnologia e Natureza" (1992). Convergindo nessa mesma direção, a Declaração de Dagomys, URSS (1988), realizada pelos participantes da 38ª Reunião Anual do Pugwash Conference on Science and World Affairs, faz um contundente resumo, na sua introdução, do desesperador estado da nossa civilização:

> "Vivemos num mundo interdependente com riscos crescentes. Trinta e três anos atrás, o Manifesto Russell-Einstein advertiu a humanidade de que nossa sobrevivência estava seriamente ameaçada pelo risco de uma guerra nuclear. Os conhecidos desafios identificados naquele manifesto e a Declaração de Varsóvia de 1982 dos laureados com o Prêmio Nobel continuam tão importantes como sempre. Mas agora, dentro do espírito do Manifesto Russell-Einstein, apelamos a todos os cientistas para expandir nossas áreas de preocupações para um conjuto bem mais amplo de perigos que estão correlacionados, quais sejam: a destruição do meio ambiente numa escala global e a negação das necessidades básicas para uma maioria crescente da humanidade. Sem diminuir nosso comprometimento com a redução dos armamentos e com a prevenção da guerra, devemos reconhecer que a *degradação ambiental e o empobrecimento em grande escala já são fatos e podem levar a uma catástrofe maciça, mesmo no caso de se evitar a guerra nuclear.*"[3]

Alertando para a nossa responsabilidade perante o futuro coletivo, Ubiratan D'Ambrosio, matemático e humanista brasileiro, que foi signatário de todas essas declarações, recorda-nos a frase síntese, tão surpreendentemente atual, do Manifesto Russell-Einstein: "Lembrem-se de sua humanidade e esqueçam todo o resto".

É no marco dessa advertência que, transcendendo a questão meramente especulativa, urge o desenvolvimento de uma proposta transdisciplinar que vise, em última instância, um conhecimento reconectado à dimensão amorosa, possibilitando uma atitude de solidariedade frente ao bem comum. Para isso, é fundamental a integração e sinergia entre a via quantitativa e a qualitativa, razão e coração, ciência e mística, Ocidente e Oriente, análise e síntese.

DUAS ASAS PARA VOAR

Creio ter bem assinalado que a disciplinaridade se sustenta no fundamento analítico, na metodologia atomística e quantitativa da decomposição sistemática. A superação dessa hipertrofia tem a ver, portanto, com o desvelar de um outro método, o *sintético*, via qualitativa que precisa ser exercitada e desenvolvida com urgência.

Há mais de um século que alguns destemidos pioneiros trilharam, e outros continuam trilhando, nesse heurístico campo, buscando ampliar os horizontes da compreensão humana. A seguir, faço breves referências a alguns desses mentores mais destacados.

Em direção à via sintética, o filósofo alemão Wilhelm Dilthey contribuiu de forma muito significativa. Ainda na metade do século XIX até a primeira década do atual, Dilthey denunciou as contradições do método intoleravelmente reducionista, científico-natural, apontando para a dimensão complementar e essencial do espírito. Na *hermenêutica* diltheyana, o domínio das *ciências do espírito* foi focalizado através, basicamente, de dois caminhos: o da *descrição* e o da *compreensão* da vida por si mesma. Dilthey afirmava a vida como totalidade e parte: um ritmo todo-parte que pode ser vivenciado e compreendido — jamais reduzido meramente a engrenagens explicativas. Postulando uma continuidade entre natureza e história, entre homem e mundo, Dilthey sustentava que o significado da parte se encontra no todo, sendo que o todo se forma a partir da compreensão das partes. "A natureza se explica, a alma se compreende", bradava esse filósofo do espírito[4,5].

Algum tempo depois, em 1926, ergueu-se a voz do filósofo e estadista sul-africano, Jan Smuts, que pode ser considerado, por sua obra pioneira, o pai da abordagem holística. Na sua visão unitiva, Smuts afirma que a matéria possui o potencial da vida e da mente, postulando um *continuum* evolutivo entre matéria, vida e mente. Cunhou o termo *"holismo"*, significando um princípio único organizador de totalidade e gerador de conjuntos, uma *tendência sintética universal*[6]. Superando o enfoque mecanicista e o cego determinismo causal aplicado à natureza, a proposta smutsiana aponta para um impulso natural de síntese que tudo permeia, sendo que a Vida é o Todo em expansão evolutiva na direção da inteireza e plenitude. A continuidade entre matéria, vida e mente, respaldada no fato de que a energia, não sendo fragmentada, tudo conecta, indicando a integralidade inerente a tudo o que existe, pode ser considerada um importante axioma de transdisciplinaridade, entre outros que Pierre Weil destacou na primeira parte deste livro.

Posteriormente, Carl Gustav Jung, eminente médico e psicoterapeuta suíço, ao concluir ser o método analítico precário e insuficiente na investigação da esfera psíquica, desenvolveu um caminho sintético, especialmente aplicado no estudo dos sonhos. Como desbravador de uma *psicossíntese*, Jung desenvolveu, numa pesquisa conjunta com o físico quântico Pauli, o valioso conceito de "sincronicidade", um princípio de conexões acausais ou transcausais que se manifesta como coincidência significativa[7].

Roberto Assagioli, médico italiano, desenvolveu a psicossíntese, partindo de uma concepção do ser humano como um todo que deve desenvolver-se a partir do *Self* transpessoal, centro unificador da psique. No seu método, Assagioli destacou a interioridade, o começar *de dentro*, a vontade, o potencial de crescimento, a importância fundamental dos valores e do significado, com uma ampla cartografia da mente e grande variedade de técnicas vivenciais.[8]

Victor Frankl, psiquiatra e filósofo austríaco, concebeu o que denominou "logoterapia", que exalta a vontade de sentido inerente ao humano, centrando-se em *nous*, o espírito, através de uma metodologia sintética.[9]

Ramón Soler, psiquiatra argentino fundador da Universidade de Síntese, há décadas afirma a síntese como um método vivente, da religação e participação que nos habilita a navegar na nossa dimensão mais íntima e essencial.[10]

Destaco ainda, de modo especial, o sábio hindu Jiddu Krishnamurti, cuja vida e obra foram dedicadas totalmente ao essencial, ao *todo* inalcançável por qualquer procedimento analítico. Sem pretender reduzi-lo a uma classificação, já que Krishnamurti é, em certo sentido, incapturável e incategorizável, por ter sempre assinalado o incognoscível, o além-do-pensamento, o vazio e o silêncio, mesmo assim não creio ser absurdo, embora paradoxal, nomear o seu método de "sintético radical". Para esse sábio, inteligência é a capacidade de captar o essencial. O essencial é *o que é*, sendo a intuição o pináculo máximo da inteligência. A sua prescrição básica é a atenção total e sem escolha, mergulho abrupto no inesgotável aqui e agora que dissolve a separabilidade, extingue o medo e restaura a vivência não dual, fonte de amor e êxtase.[11]Krishnamurti, ao longo de sua vasta obra e biografia, fornece-nos um testemunho vibrante de síntese.

Abaixo transcrevo uma sinópse do método analítico e sintético, extraído de um artigo anterior,[12] ressaltando ter esse quadro uma finalidade apenas didática e indicativa:

Método Analítico
- Reação ao dogmatismo e obscurantismo medieval
- Ênfase na parte
- A serviço da decomposição
- Atomismo
- Fatos específicos, particulares.
- Tendência reducionista
- Via quantitativa
- Caráter mecanicista
- Fundamentos principais: razão e sensação.
- Somático (5 sentidos clássicos)
- Necessidade e leis
- Determinista
- Exatidão, regularidade
- Codificação matemática
- Reprodutividade
- Visa o controle
- Previsibilidade
- Geral, regularidade.
- Inclinação indutiva
- Progressividade, acumulação.
- Relação causal
- Espaço externo (exterioridade)
- Nível do objeto
- Realidade objetiva
- Experimental
- Hemisfério cerebral esquerdo
- Exclusão do sujeito (dualidade)
- Função explicativa
- Aplicado às ciências da natureza
- Alguns mentores: Galileu, Bacon, Descartes, Newton, Freud, Berne...
- Analista

Método Sintético
- Reação ao racionalismo positivista e analisicismo moderno
- Ênfase na totalidade
- A serviço da unificação
- Holismo
- Realidade plena, total.
- Tendência ampliativa, globalista.
- Via qualitativa
- Caráter organicista
- Fundamentos principais: emoção e intuição.
- Psíquico
- Liberdade e responsabilidade
- Indeterminista
- Incerteza, flexibilidade
- Codificação poético-metafórica
- Unicidade
- Visa a participação
- Imprevisibilidade (inclui Mistério)
- Singular, biográfico.
- Inclinação dedutiva
- Instantaneidade, descontinuidade.
- Relação acausal: sincronicidade.
- Espaço interno (interioridade)
- Nível do sujeito
- Consciência, valores
- Experiencial
- Hemisfério cerebral direito
- Inclusão do sujeito (não-dualidade)
- Função compreensiva
- Aplicado às ciências do espírito
- Alguns mentores: Dilthey, Smuts, Jung, Soler, Frankl, Krishnamurti...
- Sintetista

A FACE DUPLA DE UM DEUS

Como demonstrou Arthur Koestler, na sua obra *The Ghost in the Machine*, publicada em 1967, do ponto de vista absoluto, *parte e todo inexistem* no domínio da vida. Buscando conciliar o atomismo e o holismo, Koestler cunhou o termo "hólon" (*holos*: todo; *on*: parte), referindo-se a um sistema aberto e auto-regulável que apresenta, ao mesmo tempo, propriedades autônomas de um todo e dependentes de uma parte. Nesse enfoque, o organismo é considerado como uma hierarquia multinivelar de subtodos, com autonomia relativa.

O símbolo koestleriano para hólon é a antiga divindade romana, Jano, porteiro do céu dotado de uma qualidade de prudência magnífica, corporificada nesse herói místico na forma de dois rostos voltados em sentido contrário. Como guarda da porta celestial, considerado deus de todos os inícios, Jano presidia o primeiro mês do ano — *januarius*, janeiro. *Janus bifrons*, com uma face voltada para a frente, representando o futuro, e a outra olhando atrás, para o passado, era um deus da paz e gerador da vida.[13] Evidenciando a inexistência, no sentido absoluto, de "todos" e "partes", Koestler apontava para os *subtodos*, em ordem ascendente de complexidade, constituindo uma hierarquia e cada um possuindo, à moda de Jano, duas faces olhando em direções opostas: a face do "todo" voltada para os níveis subordinados, enquanto a face voltada para a ápice é a de uma "parte dependente". "Uma é a face do senhor, a outra é a face do servo", sublinhava Koestler, sustentanto ser esse "efeito Jano" uma característica fundamental do subtodo, do hólon:

"Homem algum é uma ilha: cada homem é um hólon. É uma entidade bifronte como Jano, que, olhando para o seu interior vê-se como um todo único e completo em si mesmo e, olhando para fora, vê-se como uma parte dependente. A sua tendência *auto-afirmativa* é a manifestação dinâmica de sua condição de *todo* único, da sua autonomia e independência como hólon. A tendência antagônica, também universal, que é integrativa, expressa a sua dependência do todo maior que integra a sua condição de *parte*", afirmava Koestler, considerando a polaridade dessas duas tendências um dos *leitmotiv* da sua construção teórica.[14]

Há, portanto, duas tendências básicas na natureza viva e, particularmente, na humana — para a diferenciação e para a fusão:

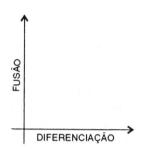

A tendência à *diferenciação* é auto-afirmativa, uma força centrífuga que impulsiona a pessoa para a diferença, a singularidade. A gênese de um indivíduo implica o ato de destacar-se do todo envolvente, de parir-se a si mesmo como todo autônomo e independente.

A tendência à *fusão* é integrativa; uma força centrípeta empurra a pessoa para um todo maior, para um grupo, para a interconexão que o faz comum, *um com*. A busca de pertinência, de pertencer a, é intrínseca a todo organismo, definindo a sua dimensão de "partidade".

Do equilíbrio entre essas duas tendências na dinâmica da polaridade implícita em todo hólon, dependerá a saúde do organismo.

Falando em grandes linhas, quando o organismo cristaliza-se na diferenciação abrem-se as portas da patologia do individualismo, da competitividade destrutiva, do genocídio ecológico, do isolamento alienante, da guerra de todos contra todos.

Por outro lado, quando o organismo encerra-se na fusão há o naufrágio na massa indiferenciada, na simbiose, no totalitarismo, na inércia do individual, na homogeneidade desfigurante, na loucura coletiva.

Martin Buber afirmava que o duplo movimento de *separação* e *relação* define o princípio da vida humana e que só ocorre a relação autêntica quando se coloca o outro à distância: o Eu-Tu buberiano.[15] Portanto, o equilíbrio entre esses dois movimentos naturais é o que possibilita a saúde e a plena realização do potencial humano:

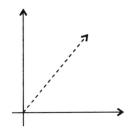

A ciência e tecnologia, diletos frutos da mente tipicamente analítica do ocidental, desenvolveram-se a partir do princípio da diferenciação. A mística, bênção da mente tipicamente sintética do oriental, é decorrente do princípio da fusão. Complementares e não antagônicos, a distorção ocorre em função de uma fixação exclusiva ou rígida em um desses pólos.

Nem um, nem dois; nem só fusão, nem só diferenciação; nem misturar, nem separar: eis um dos princípios fundamentais da abordagem holística.

O CORPO CALOSO

O termo "complementaridade" deriva da física quântica e foi proposto por Niels Bohr como inteligente solução do paradoxo partícula-onda. Possui a virtude da inclusividade e evita a polarização extremista: isto *ou* aquilo dá lugar a isto *e* aquilo. Esse conceito é aplicável nesta reflexão metodológica, apoiando e amplificando a proposta de Koestler. Em outras palavras, o método analítico e o sintético são complementares, não implicando nenhum antagonismo. A parcialização analítica é um processo necessário e salutar, desde que complementado por uma integração sintética. A análise exclusiva conduz ao reducionismo, enquanto a síntese exclusiva conduz ao globalismo, as duas faces da mesma falsa moeda do extremismo alienante.

Na fundamental consideração da dinâmica todo-e-as-partes, respectivamente, a via sintética e a analítica são convocadas e atuam sinergicamente. A complementaridade desses dois métodos pode ser representada num diagrama simples, onde o símbolo do infinito (∞) conecta dinâmica e heuristicamente os pólos, viabilizando a vinculação e superação da polaridade:

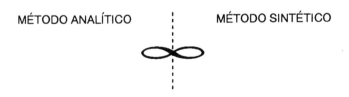

Numa dança taoísta, a síntese descansa na análise, enquanto a análise ganha sentido através da síntese: as duas asas do pássaro ou as duas pernas de que o homem necessita para empreender qualquer jornada.

Importantes avanços da neurociência resultaram no desenvolvimento de um modelo holográfico do funcionamento cerebral, da memória e da consciência. Por outro lado, pesquisas e observações clínicas acerca da lateralização de funções no córtex cerebral evidenciam que a função analítica, do raciocínio lógico, da previsibilidade e da angústia humanas, tem no hemisfério esquerdo o seu substrato neurofisiológico, enquanto a sintética fundamenta-se no hemisfério direito, da intuição, a captação gestáltica de padrões e de melodias. Entre eles e conectando os dois hemisférios há o *corpo caloso*, um espesso feixe de nervos que agrega milhões de fibras nervosas que interligam os dois centros cerebrais. Gosto de pensar que Ocidente e Oriente não são meramente regiões geográficas; são estados de consciência complementares. O hemisfério cerebral esquerdo representa nosso "Ocidente interior" e o direito, nosso "Oriente interior".

Quando constatamos que a abordagem holística não é analítica e nem sintética, já que inclui ambos os métodos em sinérgica complementaridade, torna-se então muito sugestiva a consideração do corpo caloso como o seu substrato neurofisiológico, uma metáfora mais atualizada que corresponde à da terceira visão ou do chifre do unicórnio, das tradições de sabedoria. Dito de outro modo, o corpo caloso comporta uma dimensão de *pontifex* cortical, atuando como ponte comunicante, interligando os reinos da quantidade e o da qualidade, o Ocidente e Oriente conscienciais, propiciando, assim, o exercício da transdisciplinaridade. "Do corpo caloso depende o futuro da humanidade", afirma o astrofísico e biólogo Carl Sagan.[16]

A abordagem transdisciplinar exige a atuação conjugada, no indivíduo e na equipe, do *analista* e do *sintetista*, o que abre caminho para um *metamétodo* imprescindível quando se quer lograr uma visão de inteireza. Não é difícil verificar que a maioria das pessoas tem apenas uma dessas funções desenvolvida enquanto a outra jaz na latência indiferenciada. O cientista e o filósofo clássicos, por exemplo, são preponderantemente analistas; o artista e o místico são, por excelência, sintetistas. Quando pretendemos transcender o enfoque disciplinar, deparamo-nos com o desafio de desenvolver nosso hemisfério atrofiado ou subdesenvolvido. Cabe ao hiperanalista despertar o seu potencial sintetista e vice-versa. Esse é outro desafio da inteireza.

A BASE INDIVIDUAL

O exercício pleno da transdisciplinaridade pressupõe o trabalho de equipe, com representantes de todos os segmentos possíveis do saber-e-fazer. Como afirma Nicolescu, essa nova abordagem jamais poderá ser realizada por um homem só, sendo necessária a constituição de *centros de pesquisa transdisciplinar*, reunindo as mais diversas competências de diferentes domínios, com funcionamento totalmente autônomo em relação às ideologias, aos partidos políticos, aos poderes econômicos etc.[2]

Entretanto, o indivíduo será sempre a sua base fundamental. Podemos falar de uma ação transdisciplinar no nível individual, como emanando da conquista da visão holística que dissolve as fronteiras mentais e transcende as dualidades. É a integração do ser que propicia a percepção e a ação integrada na realidade e no cotidiano. Nesse sentido, a abordagem transdisciplinar é uma decorrência natural do despertar da visão holística.

É interessante indagar pelas características individuais requeridas ou pelo perfil pessoal adequado na desafiadora tarefa de participar de uma equipe transdisciplinar.

Inicialmente, é imprescindível uma abertura e inclusividade para abranger o desconhecido e acolher as mais diversas visões e discursos sobre o real. Humildade ou capacidade de assumir o próprio tamanho também é fundamental. Ninguém pode pretender supremacia nessa abordagem que parte do reconhecimento da impossibilidade de abranger a realidade a partir de um só domínio ou esfera, por mais capacitado que possa ser o seu porta-voz. A árdua e fecunda convivência com a diferença é exigida e, para tal, tornam-se necessárias persistência e boa capacidade de suportar frustrações, bem como o respeito proveniente do que D'Ambrosio denomina uma ética da diversidade.

Todo o condicionamento educacional que "sofremos" no enfoque disciplinar moderno dirige-se para o aperfeiçoamento maior possível dentro de uma visão, uma metodologia, um discurso de um segmento do saber-fazer específico, habilitando-nos para a convivência com o semelhante, a "patota" do dito popular. Assim, fomos treinados para participar de congressos de especialistas, com seus dialetos quase esotéricos e rituais próprios. Portanto, o primeiro impacto que o indivíduo recebe no exercício transdisciplinar tem a ver com o medo frente ao diferente e desconhecido, geralmente seguido de um sentimento de impotência e insuficiência pessoal. É preciso entusiasmo e perseverança para seguir adiante.

As funções psíquicas

Com relação às funções psíquicas pesquisadas por Jung — sensação e intuição, pensamento e sentimento —, faz parte da preparação dessa base individual o desenvolvimento daquelas mais primitivas e indiferenciadas no sujeito. Sensação e pensamento são característicos do analista; intuição e sentimento, do sintetista. Na medida em que trabalhamos e integramos essas duas polaridades é que nos capacitamos para uma ação verdadeiramente eficaz e produtiva na equipe transdisciplinar:

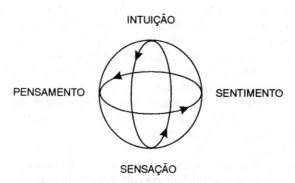

Os estados de consciência

A inclusividade precisa abranger a realidade externa — todos os reinos — e também a interna, outra polaridade a ser transcendida. Quando consideramos o espaço interior, deparamos-nos com os *estados de consciência*. Como já formalizou Pierre Weil,[17] a vivência da realidade é uma função do estado de consciência atuante no momento dado: VR = f(EC). Sem dúvida, esse pode ser considerado outro axioma da abordagem transdisciplinar.

De acordo com o texto sapiencial da tradição hinduísta, o *Mandukya Upanishad*,[18] são quatro os estados de consciência contidos no mais sagrado mantra da Índia, AUM, cuja pronúncia conjunta resulta no som primordial OM, que significa Brahma, a Totalidade. A palavra *A* refere-se à consciência de vigília; *U*, ao estado onírico, ao sonhar; *M*, ao sono profundo, sem sonho. A síntese *OM* refere-se ao estado de consciência transpessoal, cósmico, consciência pura, não dual. A disciplinaridade do racionalismo científico circunscreve-se apenas ao *A*, consciência vígil, um brutal reducionismo.

A = Vigília
U = Sonho
M = Sono
OM = Consciência pura não dual

No nível individual, o exercício da transdisciplinaridade implica, portanto, a consideração de todos esses estados e dimensões conscienciais complementares, significando uma enorme amplificação do universo de pesquisa e de ação.

Os chakras

Há razões significativas para a proposição de que, no nível pessoal, a transdisciplinaridade é uma função do despertar da *Kundalini*, o poder serpentino ou energia primordial que ativa, na sua ascensão, o sistema de *chakras*, ou vórtices, do nosso sutil corpo energético. Esse é um tema de primeira importância, estudado e vivenciado há milênios pela rigorosa ciência oriental do Yoga. Cada chakra representa um centro de consciência, de certa forma uma 'especialidade consciencial" dominante que, holograficamente, contém todos os demais.

Karlbermatten, da tradição Sahaja Yoga,[19] afirma que do mesmo modo que o ar é soprado através dos sete orifícios de uma flauta para ecoar como melodia, *Adi Shakti*, o 'Sopro, ou Espírito Santo', manifesta-se através de sete principais canais. De acordo com essa milenar tradição, o Corpo Cósmico, ou *Virata*, como um organismo vivo universal, possui também sete aspectos, ou *Adi Chakras*. O despertar da *Kundalini* energia do puro desejo, atua como uma conexão essencial, religando o microcosmo humano ao macrocosmo. A palavra "ioga" significa *união* de *Jivatma* e *Paramatma*, do indivíduo com o cosmo, da parte com o todo.

Correspondendo às três *gunas* ou qualidades da matéria — *Prakriti* — a saber, *tamas* (inércia), *rajas* (atividade) e *sattva* (harmonia), no ser humano há três canais sutis de energia ou *nadis*, respectivamente, *ida*, canal esquerdo da memória, *pingala*, canal direito da ação, e *sushumna*, canal central, o "caminho do meio" da evolução. Desde o *mooladhara*, o *chakra* raiz de sustentação, ao *swadhistan*, ao *manipur* ou *nabhi*, ao *anahata*, no coração, ao *vishuddi*, ao *ajnya*, no centro da testa, até o *chakra sahasrara* o lótus de mil pétalas da consciência não dual, a energia ígnea da *Kundalini*, na sua elevação, ativa as fontes de sabedoria perene correspondentes.

Simplificando muito, a título de indicação inicial, eis os sete principais *chakras* e as suas funções básicas:

1. Mooladhara = aspecto primordial da inocência, segurança básica;
2. Swadhistan = sensualidade, criatividade, centro gerador;
3. Manipur ou Nabhi = contentamento, estabilidade, poder;
4. Anahata = centro do Si Mesmo, amor, compaixão;
5. Vishuddi = inspiração, testemunho, comunicação;
6. Ajnya = perdão, auto-esquecimento, visão pura; e
7. Sahasrara = integração e realização plena, consciência não dual.

Partindo desse especial modo de compreensão, os *chakras* representam uma intrínseca e inata equipe transdisciplinar, em nível intrapessoal. Na medida em que cada um desperta do estado latente, desvela uma dimensão, um horizonte de saber-e-fazer, e emite um som próprio, uma tonalidade musical singular. A sua ativação em conjunto, orquestrada, faz soar e ressoar a melodia da inteireza e plenitude individual possível.

UM NOVA LINGUAGEM

Necessitamos inventar, com urgência, um código de comunicação transdisciplinar. Tenho constatado que uma das maiores dificuldades para a transmissão da abordagem holística diz respeito à insuficiência dos nossos habituais discursos. Não é possível falar do novo com a linguagem velha; não se coloca vinho novo em odre velho, afirma a sabedoria crística. Como transmitir uma mensagem inclusiva que contenha, ou possa dar abrigo, à visão do cientista, à do filósofo, à do poeta e à do místico? Este é um dos maiores e mais tocantes desafios a nossa frente: romper com a clausura dos fragmentados discursos das disciplinas.

Na direção dessa nova linguagem, é fundamental, sobretudo ficarmos à *escuta* de todas as dimensões humanas e, então, delas nos fazermos porta-vozes. Dar voz à nossa imensidão, eis o necessário atrevimento. Ao racional discurso acadêmico adicionarmos a codificação poético-metafórica e o profundo silêncio que fala do indizível. A voz do dia, da clara razão; a voz da noite, do abismo da alma; a voz do crepúsculo, sonho do alvorecer e prece do anoitecer. A voz da palavra gerada e emoldurada na voz do silêncio. Tarefa apenas possível quando transcendemos as amarras de nossos adestramentos ferozes da disciplinaridade.

Talvez o poeta tenha sido, na nossa cultura ocidental, o menos massacrado e reduzido, o menos parcializado. Aventureiro audacioso dos múltiplos discursos, o bom poeta é um sobrevivente da integridade, constituindo, assim, a sensível antena da nossa espécie, como afirmava Dilthey. "Contradigo a mim mesmo porque sou vasto", bradava Ezra Pound. Só os estreitos não se contradizem. É imprescindível resgatar o poeta da nossa alma, na tarefa de desvelar um código que dê testemunho da razão e do coração, do objetivo e do subjetivo, do tangível e do intangível, enfim, da vastidão humana.

De tal forma estamos condicionados nos discursos disciplinares, exclusivistas e desidratados da pluridimensionalidade humana, que tal tarefa pode parecer impossível. Podemos constatar, entretanto, que essa nova linguagem é desenvolvida gradualmente, na medida em que o sujeito avança no aprendizado transdisciplinar, como uma transpiração natural da realização holística. A título de exemplos, considero belas amostragens dessa alquimia do verbo, na forma de livros: *O Universo é um Dragão Verde*, do físico Brian Swimme e *Onde Vivem as Lendas*, do biólogo Lyall Watson.

Da mesma forma que construímos as nossas frases, igualmente o fazemos com nossas vidas, afirmam os neuro e psicolingüistas. Ao dizer a palavra, expressamos também a existência. Se edificamos um viver mais amplo e integrado, também assim expressaremos a nossa palavra.

Estamos sendo combatentes no árduo *front* de um tempo acelerado de passagem e de transmutação consciencial. Gosto de pensar que as novas gerações, menos contaminadas pela modelagem paradigmática clássica e ultrapassada, refletindo, espero, uma nova educação centrada na inteireza, terão facilitado o caminho para um existir mais pleno e de comunhão entre a parte e o todo. Pensamento e sentimento, intuição e sensação, harmoniosamente conjugados, constituirão o tecido de uma mesma fala, para que o discurso possa ser, também, canção.

ANTIGOS E NOVOS TERAPEUTAS

É interessante constatar que uma visão transdisciplinar existia praticamente na raiz da nossa civilização greco-judaico-cristã. No terreno da filosofia, há 2.600 anos, os pré-socráticos deram testemunho de uma concepção unitiva, a partir do conceito de *physis*, compreendido como abrangendo a totalidade de tudo o que é. Como assinalei em obra anterior,[20] de Tales e Demócrito, passando pelo paradigmático Heráclito, dos rios do vir-a-ser, aqueles afoitos navegadores do *Logos*, afirmando o tema da Unidade, não dissociavam a ciência da filosofia, da arte e da mística.

Na nossa herança judaico-cristã, por outro lado, oculta-se um precioso tesouro simbólico que muito pode nos inspirar na tarefa de reinventar uma abordagem holística e integral no campo da saúde. Em seu tratado *Apologia dos Judeus*, sobre a vida contemplativa, o filósofo judeu Fílon, de Alexandria, nascido duas décadas antes de Cristo, legou-nos um surpreendente relato sobre os *Terapeutas*, uma tradição judaica estabelecida às margens do lago Mareótis, próximo a Alexandria, privilegiado local de fecundação intercultural da Antiguidade. É revelador evidenciar que o termo "terapeuta" advém do sacerdócio do deserto, num ponto especial de passagem do judaísmo para o cristianismo.

A Formação Holística de Base é um projeto pioneiro, no Brasil e no mundo, fundamentado na abordagem transdisciplinar e colocado em prática na Universidade Holística Internacional de Brasília. Compreende três etapas, cada uma com a duração de um ano, abrangendo as respectivas fases: a do Despertar, a Itinerante e a da Obra-Prima. A primeira destina-se à reintegração e harmonização das funções psíquicas, sensação-intuição-pensamento-sentimento, ao nível da interioridade do aprendiz; a segunda, é de aprofundamento e de estágios vivenciais em centros holísticos ou tradicionais; e a última, a da realização de uma obra-prima que represente a exteriorização concreta, a partir do talento e da vocação específica do aprendiz, evidenciando o seu aprendizado holístico. Representando um marco significativo no movimento holístico, em setembro de 1992, o Grupo Piloto encerrou a formação, com Jean-Yves Leloup orientando o vigésimo segundo e inesquecível seminário centrado no tema "Os Terapeutas: de Alexandria à Pós-Modernidade".

Jean-Yves Leloup, PhD em Psicologia, filósofo e sacerdote dominicano e hesicaste, traduziu diretamente do grego para o francês o texto de Fílon sobre os terapeutas, que será brevemente publicado, em português, pela Universidade Holística. Jean-Yves aprofundou-se nessa pesquisa, objetivando clarificar a profunda e valiosa origem, ao mesmo tempo, do cristianismo e da terapia ocidental. Faço, a seguir, um breve resumo dessa sabedoria perene dos Terapeutas, desvelada por Jean-Yves, que buscamos resgatar, atualmente, em prol de uma abordagem integral da saúde, holística e transdisciplinar.[21]

Fundamentados numa antropologia não dualista, os Terapeutas consideravam o ser humano uma totalidade corpo, mente e espírito. *Nephest*, a psique, e *Basar*, o corpo, são indissociados, ambos provenientes de *Rouar*, o sopro, o ser, que é espírito, em latim, e *Pneuma*, em grego. Nessa visão, a saúde é a transparência do corpo e da psique ao ser que os anima: o corpo submetendo-se à psique, e esta ao ser, ao vivente, ao não criado. A queda significa uma inversão nessa natural hierarquia, de modo mais trágico quando o corpo assume o supremo comando. A função do terapeuta é a de reestabelecer a ordem, o *Tao*, segundo a tradição chinesa: é cuidar do ser, sem a exclusão das outras dimensões, já que "não podemos separar o que Deus uniu", ou seja, o corpo, a psique e o espírito.

Segundo Jean-Yves, os terapeutas eram, antes de tudo, *hermeneutas*, habilitados na arte de interpretação do Livro das Escrituras, do Livro da Natureza e do Livro do Coração, dos sonhos e dos eventos da existência. Aqui não se trata de um mero interpretar analítico, e sim de fornecer um *sentido* às vivências do homem, já que a única dor ou crise intolerável é aquela para a qual não encontramos um significado. Notáveis precursores de Jung, os terapeutas liam as escrituras como textos da psique e do inconsciente. "O Livro da Noite, o Livro do Dia e o Livro Sagrado são os lugares de um mesmo logos, de uma mesma palavra", afirma Leloup.

Ser terapeuta é cuidar do que não é doente em nós, do ser, facilitando a cura a partir do intrinsecamente saudável. Sempre cautelosos quanto à cilada da inflação do ego pessoal, tinham por sua tarefa cuidar ou facilitar, reconhecendo que é o vivente, a natureza, quem cura. É espantoso comprovar que os padres do deserto antecederam, em dois milênios, a psicologia humanística e transpessoal do Ocidente.

Cuidar do corpo, cuidar do desejo, cuidar do imaginal e cuidar do outro, segundo Fílon, são quatro tarefas básicas dessa antiga tradição.

"O terapeuta deve ser um bom cozinheiro", assinala Jean-Yves. O importante não é o que se come; é a qualidade com a qual nos nutrimos. Consumimos ou comungamos? É a própria história do Gênesis: o Paraíso é comunhão; sentir o gosto do ser em todos os seres. De fato, a palavra sabedoria provém do latim *saborear*. Consumir é uma função da queda, quando a existência no mundo é esvaziada dessa presença, com a perda da ligação com o vivente. "O terapeuta é também um tecelão", prossegue Leloup: mudar de roupa é mudar de ambiente, conscientemente. O terapeuta é quem tece e veste uma roupa com contemplação, indicando que a finalidade da existência não é apenas o trabalho; é, sobretudo, *ser* e *contemplar*, sentido simbólico do Sabbath judaico. "É preciso dois minutos para mudar de roupa; leva-se uma existência inteira para mudar o coração", enfatiza Jean-Yves.

O terapeuta é quem cuida do *desejo*. Nessa tradição, pecado é desviar-se do objetivo, é cair ao lado de si mesmo. A cura, portanto, tem a ver com o reencaixar-se no eixo do próprio desejo, reencontrando a faculdade do desejar. E o desejo mais profundo é o infinito.

O terapeuta, afima Jean-Yves, é quem cuida dos deuses, das grandes imagens que nos habitam e dão um sentido mais elevado a nossa existência. Cuidar do *imaginal*, dos princípios estruturantes da nossa psique, dos arquétipos que orientam o nosso desejo. Cuidar do reservatório abismal das nossas memórias. Segundo Jean-Yves, os terapeutas consideravam as personagens bíblicas e os profetas como encarnações de estados de consciência: o Adão do nosso ser, por exemplo, como a nossa dimensão corporal; o Noé do nosso ser, ameaçado pelo dilúvio das emoções, que constrói uma arca, como uma base para centrar-se, para abrigar todos os pares de seres, as polaridades; o Davi do nosso ser, o cantor dos Salmos e poeta do divino, também o assassino que não se deixa enclausurar na culpabilidade, e assim por diante.

Finalmente, o terapeuta é quem cuida do santuário do outro. Cuidar do outro é também rezar por ele, no sentido de focalizar na pessoa o Nome, a Presença. "Para Fílon, o nome sagrado é o OM, o ser tal como é. Não é algo, é o Espaço, o Aberto. Cuidar do Ser e não do seu ser, cuidar do incondicionado em nós, do Espaço de onde vem o Sopro", reitera Jean-Yves. A cura fundamental é ser habitado e inspirado pelo Sopro.

Nós não somos doentes, não somos neuróticos, não somos psicóticos, de acordo com os terapeutas. A doença faz parte de um processo, é *passagem*. Rotular alguém é um desrespeito, é coisificá-lo e reduzi-lo ao nosso desatencioso e arrogante julgamento.

É preciso *cavar* o humano em todas as suas dimensões e amplificá-lo, para fazer jus a sua imensidão. Segundo Jean-Yves, há uma representação diagramada do humano, uma cartografia dos terapeutas que pode servir de inspiração aos pós ou transmodernos. Desde a superfície ao Espaço Aberto essencial, eis um corte esquemático de uma célula psíquica:

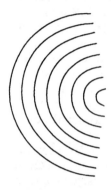

Persona

Inconsciente Pessoal
Inconsciente Familiar
Inconsciente Coletivo
Inconsciente Cósmico
Inconsciente Angelical
Ser, *Ehe-Sá*-Criador
Além, O Aberto.

A inspiração que vem do ser passa por todos esses níveis, e quanto maior a transparência do núcleo com a crosta, maior o grau evolutivo atingido pela pessoa. "A nossa diferença com Cristo é a nossa opacidade frente ao ser", diz Jean-Yves.

Uma relação dessa cartografia com os estados de consciência da concepção hinduísta, anteriormente abordados, é a seguinte, segundo Jean-Yves:

Vígilia = A = *Persona*;
Sonho = U = Inconsciente pessoal, familiar, coletivo, incluindo sonhos mensageiros, fonte simbólica dos grandes mitos;
Sono = M = Inconsciente cósmico, angelical, o Ser.
OM, Turya: O aberto, que contém todos os planos acima.

Os terapeutas ficavam à escuta de todas essas freqüências, habitadas pelo mesmo Sopro, estabelecendo a relação entre as raízes, a matéria, com o Espaço e a Luz. Esse é o significado da Árvore da Vida, indicando a missão humana de ligar a terra e o céu, e conectando, no simbolismo de uma escada, todos os reinos: do mineral ao vegetal, ao animal, ao humano, e ao supra-humano. "O anjo é o mais inteligente da inteligência que há em nós; o querubim do ser é um estado de visão; o serafim é o que está queimando no fogo do amor. E o demônio é o pior do pior que há em nós, a força destruidora e o desespero que vêm de mais longe que nossas razões, a porção que a morte pode tomar em nós mesmos, que não é só psíquica e se alimenta de nosso medo", afirma Jean-Yves, demonstrando como nossa antropologia racionalista é redutora e empobrecedora frente à dos terapeutas do deserto.

Os terapeutas se diferenciavam dos essênios,[22] outra ordem do judaísmo instalada às margens do Mar Morto, com os quais mantinham princípios e características bastante similares, por serem mais abertos e aceitarem, no seu seio, doentes e mulheres, que também se ordenavam. O templo era também escola e hospital. Ao mesmo tempo sacerdotes, médicos e psicólogos, os terapeutas de Alexandria podem ser considerados uma admirável referência, a conexão e a sustentação histórica de uma abordagem holística e transdisciplinar aplicada ao campo da saúde, na pós-modernidade.

Jean-Yves Leloup nos traduziu a relíquia de sabedoria com que o Mestre da Ordem iniciava um novo membro, ao final da sua provação e formação:

"Esteja em paz; hoje o aceitamos na Ordem dos Terapeutas.
Lembre-se da impermanência de tudo.
Torne-se o que você é.
Seja humilde. Aceite que a Vida seja mestra
da sua vida,
Aceite que a Inteligência Criadora seja a mestra
da sua razão,
Aceite que a Beatitude infinita seja a mestra
da sua alegria,
Que o Espírito Santo seja o mestre do seu espírito,
Que o seu Espírito seja o mestre da sua alma,
Que a sua Alma seja a mestra do seu corpo.
Ame com inteligência e faça o que quiser.
Seja consciente e faça o que puder
para a sua felicidade e o bem de todos."[21]

É impressionante constatar que, no alvorecer da nossa cultura, os pré-socráticos e os terapeutas de Alexandria, como límpidos faróis em noite escura, indicam-nos a rota de uma reconquista. Com o valioso acréscimo da ciência e tecnologia desenvolvidas nos últimos séculos, retornamos, num ponto acima da espiral evolutiva, a essa visão essencialmente holística, rumo à realização do aparentemente impossível.

UMA EXPERIÊNCIA EM AÇÃO

A minha primeira participação num colegiado transdisciplinar ocorreu quando da organização, durante nove meses de intensivo labor, do I Congresso Holístico Internacional, I CHI, que se realizou em março de 1987, em Brasília. Com o tema central "A visão holística: para além das fronteiras do conhecimento", esse evento, que comportou uma dimensão iniciática, foi um notável encontro entre a ciência moderna, a filosofia, a arte e a sabedoria antiga. Posso afirmar que o seu impacto e efeito sobre mim foram definitivos. A minha profunda sensação foi a de ter reencontrado a família evolutiva. Ao beber dessa libertadora água da fonte holística, jamais pude voltar a atuar como o profissional que tinha sido anteriormente. Foi o tempo de uma gestação e um parto. Os muros desabaram e um vasto horizonte ofereceu-se à jornada em curso.

Posteriormente, a partir de 14 de abril de 1988, quando a Universidade Holística Internacional de Brasília, sediada e mantida pela Fundação Cidade da Paz, iniciou as suas inusitadas atividades, tive a grata oportunidade de participar de um Colegiado Transdisciplinar muito especial. A tarefa básica era a de implantar a própria universidade, através de diversos projetos, uma iniciativa pioneiríssima: tudo à frente, aguardando o temerário desbravamento. Desde então, um oscilante e vigoroso grupo, presidido por Pierre Weil, formado por uma ampla e diversa gama de profissionais de diferentes áreas, reunimo-nos especialmente nas intensas manhãs das quintas-feiras. Da perplexidade do início à perplexidade de agora, muito chão foi trilhado, numa seqüência interminável de desafios. Aprendendo com os obstáculos e dificuldades, a maioria atuando inteiramente como voluntários (as), as realizações também se sucederam.

Hoje, a Universidade Holística é plena realidade em franca expansão. A minha percepção, desde o início, é a de estar sendo um operário num verdadeiro canteiro de obras, inspirado e entusiasmado por um urgente projeto de edificação, dentro de uma rede de dimensão planetária, do novo paradigma holístico. Teço, a seguir, alguns comentários e reflexões pessoais sobre essa fascinante aventura em curso.

A princípio, estar presente ao redor de uma mesa com pessoas das mais diversas origens e *backgrounds*, dentro de uma perspectiva transdisciplinar, é sempre atordoante. Do Colegiado Geral participam os coordenadores de projetos da área de educação, saúde, tradição, política, comunicação, direito, ciência e tecnologia, filosofia, ação comunitária, economia, cultura organizacional, meio ambiente e agricultura. É natural, principalmente no início, que cada um se expresse de uma forma característica, com uma descrição de mundo, um discurso, uma inclinação perceptiva e "cacoetes" próprios do seu saber-e-fazer específico. Recordo-me, nos primeiros meses, da sensação de impotência, de peso nos ombros e de um certo estonteamento generalizado. "Será possível?... Que invenção é essa?... Conseguiremos manter a chama acesa?..." eram perguntas insistentes e inquietadoras que rondavam minha mente, especialmente no caminho de volta para casa. Entretanto, o horizonte vasto à frente, interessantes companheiros de empreendimento, a certeza de que não estamos sozinhos, de que somos instrumentos de *algo* que nos transcende e o arrebatador entusiasmo logo afugentavam esses instantes de indolência e covardia. A poderosa chave que abre a porta do aprender e prosseguir rumo ao desconhecido é confiar, confiar, *fiar com*, tecer com, participar da elaboração da grande tapeçaria, da rede de ressonância mórfica, da onda que nos pode transportar para uma forma mais evoluída de ser-e-estar-no-mundo.

Se há persistência no confronto diário com esse desconhecido desafiador, se há disposição de entrega, labor desapegado e mente aberta, então em algum momento feliz e indelével da jornada um *espaço interior* há de se apresentar, um vazio, um silêncio, um estar em paz no meio do aparente furacão há de sobrevir. Essa é uma graça especial e, com certeza, possível.

A constante dificuldade é a idealização, a projeção de uma ambiciosa expectativa na equipe e na tarefa. O nome Fundação Cidade da Paz pode funcionar como um convite a bonitas e contraproducentes fantasias do tipo: "Até que enfim um lugar para vivenciar paz e harmonia!". Essa é a véspera da frustração e da decepção, com as mágoas e cobranças decorrentes. Faz parte do aprendizado, constituindo também um eficaz modo de superar idealizações e de afastar os despreparados. Com a "desidealização" amadurecemos para uma fase onde o conflito é aceito e trabalhado, às vezes administrado, outras vezes não. Nesse último caso, gera-se oportunidade para o aprendizado com a impotência e o reconhecimento de limites.

Aprendemos no I Ching, que o hexagrama oposto ao da paz não é o da guerra e, sim, o da *estagnação*. Paz, portanto, não é ausência de conflito, como nossa mente lógica nos induz a pensar. Paz é, sobretudo, movimento e abertura permanentes para o vir-a-ser. "Vim trazer a espada!", dizia Jesus. "Lute!", admoestava Krishna a Arjuna, no poema sapiencial do *Bhagavad Gita*, que desvela a ioga. Uma pessoa em paz é a que não se detém e segue o seu curso, como corrente límpida de riacho fluindo no reino conflitivo das polaridades. A pessoa sem paz é como uma poça estagnada e, assim, crescentemente poluída, contaminada e pútrida.

Quando se trata de participar de uma equipe tão ricamente heterogênea, aprender a brigar é um importante estágio: o do bom combate. "Verdade com amor" é o salutar lema nessa turbulenta via. O empresário *versus* o ecologista na implantanção de uma oficina de produção, por exemplo, pode ter lances dramáticos e ao mesmo tempo divertidos. No final, todos aprendem e todos ensinam: todos crescemos.

O fato é que ninguém se encontra preparado, de início, para participar de uma equipe transdisciplinar, pelo condicionamento paradigmático anterior. O belo disso é que todos se transformam. O atrito criativo nos impulsiona ao aprendizado constante, ao aperfeiçoamento permanente.

Nesse contexto, razão e coração, análise e síntese são considerados com equanimidade. Numa sessão do Colegiado, no meio de uma inflamada discussão que se prolonga analítica e penosamente, um colega pede a atenção de todos e consulta o I Ching. O oráculo é convocado e por todos respeitado. A tradição espiritual apresenta-se da mesma forma que rigorosas reflexões científicas. O relato de um sonho é acolhido e refletido com profundidade, ao lado de uma explanação racional e técnica. Ciência e consciência convergindo no cotidiano. Em algum outro momento de exposições teóricas detalhadas, levanta-se o artista e compositor, erguendo a sua voz, cantando um poema ao vento. Singela forma onde todos nos revigoramos pela dinâmica inter-hemisférica: hologia e holopráxis. A imprescindível poesia também comparece, muitas vezes em momentos árduos, quando uma sensível companheira pede licença para uma mensagem do Pessoa:

*Multipliquei-me,
para me sentir.
Para me sentir,
precisei sentir tudo.
Transbordei,
não fiz senão
extravasar-me.
Despi-me,
entreguei-me,
e há em cada canto
da minha alma
um altar a um deus
diferente.*

Nesse criativo espaço, a *plena atenção* naturalmente é suscitada e as *sincronicidades* comparecem com a freqüência de visitantes familiares a nos tocarem e nutrirem de assombro e encantamento.

Após sete anos, desde o I CHI, participando da abordagem-tentativa transdisciplinar, é imperativo constatar: nesse contexto vivemos um *estado intensificado de aprendizagem*, um estado acelerado de crescimento e expansão consciencial. O *salário evolutivo* compensa plenamente as muitas dificuldades e obstáculos no caminho do novo *aprender a aprender*. Muitos de nós constatamos esse fato, não sem espanto, quando entramos em contato com antigos colegas que continuam nas velhas trilhas, rotinas e "cacoetes" da disciplinaridade. E nos perguntamos, asfixiados, como pode alguém contentar-se com tão pouco, nesse instante assombroso de transição e mutação da consciência humana.

Gosto de pensar que não está distante a ocasião em que uma especial equipe transdisciplinar e transnacional se reunirá, em solene colóquio, com a finalidade de rebatizar a espécie humana *sapiens sapiens*, fazendo jus, assim, à sua nova idade. E como não há mesmo tempo a perder, já ficam aqui três sugestões: *homo sapiens-ágape, homo gaia* e *homo hólon*.

Enfim, mesmo considerando que estamos nos hesitantes primeiros passos, fazendo proto-abordagem, são satisfatórios e animadores os resultados já obtidos. Nesse sentido, a transdisciplinaridade já é um fato incipiente, aguardando por mais colaboradores e pesquisadores afoitos dos campos da ciência, filosofia, arte e tradição espiritual, dispostos ao novo diálogo e à possibilidade transmutadora do Encontro.

ESPAÇO EXPERIENCIAL

Faça um círculo holístico!

Se o leitor deseja provar, por experiência, dessa nova abordagem, para chegar às próprias conclusões, eis uma proposta: constitua ou participe de um Círculo Holístico existente em sua cidade.

Lançado durante o I CHI, em 1987, essa inteligente e contagiante idéia prática já se estendeu para diversas cidades do Brasil e muitos outros países. Dentro da concepção de *rede*, como pacto informal de amizade evolutiva, sintonia de propósitos e estado de consciência, os Círculos Holísticos são grupos formados espontaneamente, de cerca de doze pessoas com diferentes formações e ocupações, que se encontram periodicamente com estrutura de funcionamento autônoma para:

• Exercitar a transdisciplinaridade, focalizando temas especiais de interesse comum.

• Estudar a abordagem holística através de bibliografia — a Holos Brasil, sediada na Fundação Cidade da Paz, se solicitada, a indicará — e de experimentação: hologia.

• Experienciar vias tradicionais e autênticas de condução à visão holística — como Yoga, Tai-Chi, Zen, contemplação, meditação: holopráxis.

• Promover encontros transdisciplinares em escolas, universidades e organizações.

• Refletir sobre textos sapienciais das tradições de sabedoria, focalizando a sua complementaridade com os das ciências de vanguarda.

• Promover encontros centrados na paz interior e coletiva.

• Refletir sobre os grandes problemas contemporâneos, soluções possíveis e sobre como irradiar uma consciência mais integrada e holística no cotidiano.

• Atuar como núcleos nutritivos de apoio para os que buscam novas respostas para novas perguntas.

• Atuar como matriz uterina para o aprendizado de um novo código humano que revincule o conhecimento ao amor e à compaixão ou serviço.

• Celebrar a Vida e o Encontro.

Sugerimos que seja dado um nome ao Círculo e que sua coordenação envie a lista, com os nomes e endereços dos seus componentes, para:

Universidade Holística Internacional de Brasília
Fundação Cidade da Paz (Unipaz)
Holos Brasil
Granja do Ipê, BR 40, Cx. Postal 09521
CEP: 70001-970, Brasília, DF
Tel.: (061) 380-1885 e (061) 380-1828
Fax: (061) 380-1202

Desse modo simples, o Circuito Holístico estará integrado à Rede Holos. Mãos à obra?

Para ser grande, sê inteiro
nada teu exagera ou exclui.
Sê todas as coisas
Põe quanto és no mínimo que fazes
Assim em cada lago a lua toda brilha
Porque alta vive.

Fernando Pessoa

Notas

1. Fuller, R. Bukminster, *Manual de Operação para a Espaçonave Terra*, Brasília, Ed. da UnB, 1985.
2. Nicolescu, B., "La science comme 'Teimognage" — Document de Travail *in* Coloque de Venice - "La science face aux confins de la connaissance: le prologue de notre passé culturel", Rapport Final, Unesco, 1986.
3. D'Ambrosio, U., "O Fórum da Ciência e Cultura da Unesco e seus Documentos sobre a Crise Global", 29ª Resemp, Senai, 1992.
4. Habermas, J., *Conhecimento e Interesse*, Rio de Janeiro, Zahar, 1982.
5. Pacheco Amaral, M. N., *Dilthey: um conceito de vida e uma pedagogia*, São Paulo, Perspectiva e USP, 1987.
6. Weil, P., "O Novo Paradigma Holístico: Ondas à procura do mar," *in* Brandão, D., Crema, R. (coord.), *O Novo Paradigma Holístico*, São Paulo, Summus, 1991.
7. Jung, C.G., *Estudos sobre Psicologia Analítica*, Obras Completas, Vol. VII, Rio de Janeiro, Vozes, 1981.
8. Assagioli, R., *Psicossíntese*, São Paulo, Cultrix, 1970.
9. Frankl, V., *Em Busca de um Sentido*, Porto Alegre, Sulina, 1987.
10. Soler, R. P.M., *Antropología de Síntesis*, Buenos Aires, Depalma, 1980.
11. Krishnamurti, J. *A Educação e o Significado da Vida*, São Paulo, Cultrix, s/d.
12. Crema, R., "Abordagem Holística: Integração do Método Analítico e Sintético" *in O Novo Paradigma Holístico*, São Paulo, Summus, 1991.
13. Spalding, T.O., *Deuses e Heróis da Antiguidade Clássica*, São Paulo, Cultrix, 1974.
14. Koestler, A., *O Fantasma da Máquina*, Rio de Janeiro, Zahar, 1969.
15. Buber, M., *Eu-Tu*, São Paulo, Cortez & Moraes, 1977.
16. Sagan, C., *Os Dragões Éden*, Rio de Janeiro, Francisco Alves, 1987.
17. Weil, P., *Cosmodrama, a dança da vida*, FHB, UnHI, 1989.
18. Swami Prabhavananda, M. F., *Os Upanishads*, São Paulo, Pensamento, 1987.
19. Kalbermatten, G. De, *The Advent*, The Life Eternal Trust, Publishers, Bombaim, 1979.
20. Crema, R., *Introdução à Visão Holística*, São Paulo, Summus, 1989.
21. Leloup, Jean-Yves, *Os Terapeutas: de Alexandria à Pós-Modernidade*, 22º Seminário da FHB, UnHI, 1992.
22. Ginsburg, Christian D., *Os Essênios — Sua História e Doutrinas*, São Paulo, Pensamento, 1987.

Apêndice

PRINCÍPIOS ÉTICOS DA UNIVERSIDADE HOLÍSTICA INTERNACIONAL

Inspirando-se, sobretudo, nos valores de preservação da vida, alegria, cooperação, amor, criatividade, sabedoria e transcendência, traduzidos por ações efetivas, agrupadas abaixo nas categorias de inteireza, inclusividade e plenitude, a Universidade Holística Internacional de Brasília postula os seguintes princípios éticos:

I — Inteireza

Princípio 1. Estar atento à utilização da terminologia holística (do grego *holos*: inteiro), levando em conta que o novo paradigma considera cada evento como sendo uma parte e um reflexo do todo, conforme a metáfora do holograma. É uma visão na qual o todo e as partes estão sinergicamente em inter-relações dinâmicas, constantes e paradoxais.

Princípio 2. Cultivar discernimento, tolerância, respeito, alegria, simplicidade e clareza nos encontros entre representantes das ciências, filosofias, artes e tradições espirituais, necessários para a abordagem transdisciplinar em equipe.

Princípio 3. Focalizar com abertura e exame crítico a complementaridade e a contradição na consideração do relativo e do absoluto, da via quantitativa e da qualitativa, a serviço da vida, do homem e da evolução.

II — Inclusividade

Princípio 4. Respeitar a fonte comum das ciências, filosofias, artes e tradições espirituais, ao mesmo tempo que a singularidade destas.
Princípio 5. Reconhecer e respeitar cada ser e cada cultura como manifestações da realidade plena.
Princípio 6. Levar em consideração o fato de que o produto de toda criatividade não tem, em última instância, nenhum proprietário, respeitando, contudo, os autores individuais e coletivos.

III — Plenitude

Princípio 7. Ser solidário com o outro na satisfação de suas necessidades de sobrevivência e de transcendência.
Princípio 8. Colaborar com o outro na preservação do bem comum e na convivência harmoniosa com a natureza.
Princípio 9. Buscar um ideal de sabedoria indissociada da dimensão do amor e do serviço.

www.gruposummus.com.br

IMPRESSO NA GRÁFICA
sumago gráfica editorial ltda
rua itauna, 789   vila maria
02111-031   são paulo   sp
tel e fax 11 **2955 5636**
sumago@sumago.com.br